疫苗與免疫的科學

到底要不要打疫苗？免疫療法有效嗎？免疫力愈強愈好嗎？

宮坂昌之（Miyasaka Masayuki） 著

晨星出版

前言

說到在二〇二〇年二月這個時間點，最震撼全世界的頭條新聞就是新型冠狀病毒了，而從中國武漢市爆發出疫情，開始被陸續通報則是在二〇二〇年一月。從二〇二〇年一月到二月，日本也不斷出現新型冠狀病毒的感染個案。隨著疫情延燒，日本國內也出現了囤積口罩的現象；大型藥妝店和超市都變得「一罩難求」，各地的藥局等零售通路，出現民眾大排長龍買口罩的亂象也持續上演。有關新冠病毒，雖然尚待釐清之處甚多，就病原性而言，與同樣以冠狀病毒為病原體、名聲響亮的SARS（嚴重急性呼吸道症候群冠狀病毒）和MERS（中東呼吸症候群）相比，似乎相當低，但不可掉以輕心的是，人傳人的傳染力強，連帶造成高齡者的重症化機率和死亡率也大幅上升。因此，我認為當務之急是全面提升有關病毒感染的認識與概念。

本書以一般讀者為對象，針對如何預防各種病毒的具體方法和注意事項、病原體的感染機制以及如何將之擊潰的免疫系統的運作機制進行詳細解說，相信能夠讓各位獲益良多。

一般而言，為了保護自己免於受到病毒感染，首先必須掌握飛沫傳染、接觸感染、空氣感染等病毒感染途徑的基本機制。另外，對保護我們身體的免疫系統有個概略的認識也很重要。因為認識這兩點，可以讓各位大致掌握什麼樣的對策能有效預防感染。舉例而言，說到預防新冠病毒的對策，大家馬上想到的包括戴口罩、勤洗手、漱口等，不過靜下心來想想，這些方法是否具備科學研究背書，能夠真正有效預防感染呢？預防傳染病的最有效手段是疫苗，但是疫苗的研發、上市流程、所需時間與費用又是如何？抗病毒藥劑的現況呢？本書會以淺顯易懂的方式，為讀者解說上述的問題。另外，我也會透過BLUE BACKS的網站（http://bluebacks.kodansha.co.jp/）陸續更新有關新冠病毒的最新資訊和分析，請各位上網參考。

如何預防傳染疾病並不是本書唯一的主題。近年來，運用免疫學所開發的治療法也逐漸用於治療傳染病以外的疾病。例如針對以往除了抗癌藥物就完全束手無策的「癌症」，現在已經可以使用「癌症疫苗」來對抗癌細胞。相較於傳染病的疫苗是以預防為目的，癌症疫苗的用意則是摧毀癌細胞，以發揮治療的目的。另外，免疫檢查點抑制劑、CAR-T療法等，都是近年來備受矚目、治療效果奇佳的「癌症免疫療法」。本書也會介紹這些最新的免疫療法，說明它們的可能性與極限。

還有一點我希望各位不要忽略的是，儘管疫苗等優秀的免疫學相關預防法、療法已經問世，但是效果已獲得醫學認證的免疫增強食品和保健食品可說是寥寥無幾。現今健康食品的廣告多到令人眼花撩亂，但絕大多數僅具安慰效果或只能發揮暗示效應，意思是即使吃再多，也無法改變身體的免疫力。

本書在最後的第8章會提到，為了提升整個免疫系統的能力，促進血液和淋巴循環才是唯一的捷徑。另外，儘量想辦法消除壓力也很重要。原因在於，過多的壓力會大幅降低整個免疫系統的機能。不論面對什麼事，隨時提醒自己放輕鬆，不要過於勉強。換句話說，為了維持免疫系統的機能，最好選擇慢活的生活方式，以免壓力纏身；在進行肌力訓練時維持深沉而緩慢的呼吸，或者想辦法讓體溫平緩地上升。與其仰賴健康食品與沒有精密科學依據的民間偏方，奉勸各位從科學的觀點了解身體的運作方式，再配合身體的運作調整生活與思考方式。具備科學實證的正確知識，堪稱「資訊疫苗」，因為有了它，確實能降低我們罹病的風險。

最後還有一件事，「免疫力」是我們常常聽到的三個字，但是免疫力的高低真的有辦法測量嗎？目前廣泛以血液中的T細胞和NK（自然殺手細胞）的細胞數目當作判斷的基準，但這個方法是否如實地反映出免疫力的好壞呢？本書的第8章將會探討這個問題。事實上，「免疫力」並不是愈高愈好。

免疫學最新的發現顯示，免疫力一旦過強，連對原本無需反應的外來物質和自身組織也會產生反應，反而有害健康。另外，目前已經證實，各種殘害現代人健康的生活習慣病，其實就是理應為急性發炎的免疫反應一直持續，最後造成的「慢性發炎」。與慢性發炎相關的疾病包括癌症、肥胖、糖尿病、血脂異常、心肌梗塞、腦梗塞、肝炎、肝硬化、異位性皮膚炎、氣喘、風溼性關節炎、老化．失智症、阿茲海默症、憂鬱症、潰瘍性大腸炎、克隆氏症等，牽涉範圍極廣。為了平息上述的慢性發炎症狀，首先要做的是必須將反應過度的免疫系統抑制到適當程度（有關慢性發炎，請參照前著《免疫與疾病的科學》（晨星））。

孔子曾說：「過猶不及」。不論何事，保持中庸之道很重要。

二〇二〇年二月

宮坂昌之

目次

第3章 接種疫苗之前必須先知道的事……76

第4章 依照傳染病別介紹——疫苗的現狀與癥結點……120

第8章

「強化免疫力」的真與偽

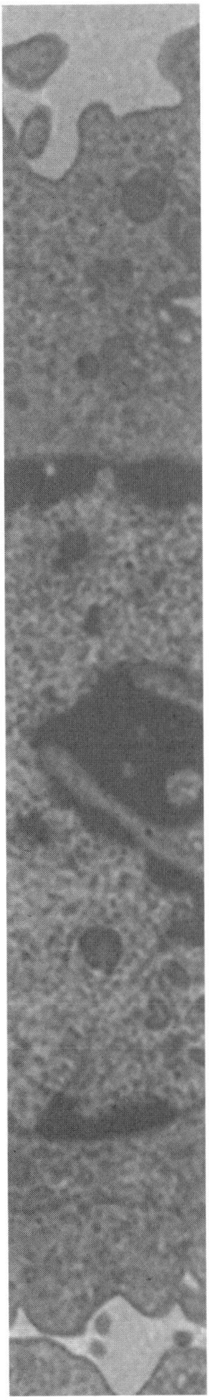

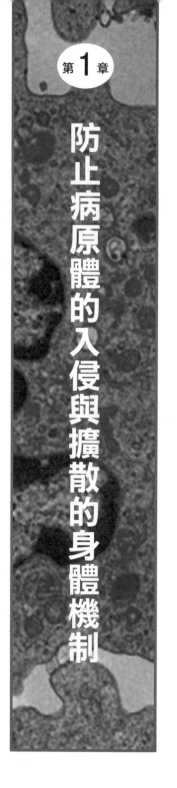

第1章

防止病原體的入侵與擴散的身體機制

有句話說「災害總是在被遺忘的時候到來」，就像因病原體引致感染的傳染病。有時候我們在生活中會遭受打擊或面臨劇變，但正如「吞進喉嚨就不覺得燙」這句日本俗諺，人總是善忘，很難記取教訓。另一方面，面對大多數的傳染疾病，其實只要我們具備充足的知識，訂好預防對策，就有可能做到防患未然，例如善用疫苗以「增加免疫力」就很重要。

說到疫苗，在人類史上，它確實在預防傳染疾病上厥功甚偉。透過醫學研究也早已證實疫苗的有效性。但不知為何，最近市面上也出現了幾本標題相當聳動的書，像是《恐怖的疫苗副作用》[※1]《你別再打疫苗了》[※2]等，顯示出當今社會認為注射疫苗的必要性

※是參考文獻的號碼。有關參考文獻，請各位上網瀏覽。網址是http://gendai.ismedia.jp/list/books/bluebacks/9784065181775。

很低的觀點增加了。但是果真如此嗎？

所謂的傳染疾病，並不只有肺結核或小兒麻痺之類的疾病。其實，有一部分的癌症也屬於傳染疾病。例如子宮頸癌就是因為受到人類乳突病毒（HPV）感染所引起。日本每年有將近三千名婦女死於子宮頸癌[※3]。一九八〇年，人類乳突病毒被鑑定為引起子宮頸癌的病毒。二〇〇六年開始使用人類乳突病毒疫苗，對預防子宮頸癌發揮了顯著的效果（將此病毒證明是引起子宮頸癌原因的是德國的哈拉爾德．楚德．豪森教授，在二〇〇八年榮獲諾貝爾生理醫學獎）。日本從二〇一〇年開始把HPV疫苗列為公費接種疫苗，之後有一段時間民眾接踵踴躍，接種率高達百分之七十。

然而，這段高峰期過後，子宮頸疫苗的接種率卻直線下滑，降到只剩下百分之一。原因之一可能和施打此疫苗時會感到劇烈疼痛有關，另外，接種後也出現多起不良反應，包括頭重腳輕、頭暈目眩、昏厥等。但是，儘管事後進行了諸多調查，最後還是無法證實這些不良反應與疫苗施打有直接的因果關係。換言之，日本就在沒有透過科學研究釐清這個嚴重問題的情況下，停止了疫苗接種。我認為就長遠的眼光來看，這是個不能等閒視之的大問題。因為疫苗的「缺點」被過度強調，造成子宮頸疫苗的預防政策因此中斷。另一方面，根據芬蘭最近的研究，接種疫苗者的浸潤性子宮頸癌的發病率為零

（簡單來說，透過疫苗的接種，可有效防止漸進性的子宮頸癌發病※4）。

就日本的現狀而言，我發現不論是一般民眾還是媒體，只要提到傳染疾病和疫苗，除了帶著有色眼光，同時也傾向以一知半解下定論。站在我們免疫學家的立場來看，我不禁懷疑有關這個領域大眾應該具備的科學素養，似乎出了點問題。

因此藉由本書，我致力以簡淺易懂的方式，為各位讀者重新以科學的角度說明何謂傳染疾病，並提供基本的重要資訊。另外，針對疫苗的有用性和問題點，我同樣盡可能以最白話的文字為各位介紹國內外的事例和文獻。但不可否認的，若要充分理解傳染疾病和疫苗，還是需要對免疫學具備一定的知識，所以有部分的說明還是會牽涉到相當專業的內容。如果各位覺得有難以理解之處，請不要猶豫，直接跳過即可。只挑能夠理解的部分來看，也是閱讀本書的一種方法。

那麼，接下來我就會從傳染疾病與如何防止感染的身體機制開始解說。

1-1 預防傳染疾病的身體機制

所謂的病原體，就是引起疾病的微生物。而傳染疾病，就是因病原體造成的疾病。

較具有代表性的病原體包括細菌、病毒、真菌等，隨時充斥在我們的周遭環境。不過，我們的身體也具備各種機制以防病原體入侵與擴散，所以不會輕易受到感染。

舉例而言，皮膚表面的角質、氣管和腸道內側的黏液、口中的唾液、覆蓋眼睛表面的淚液等，對病原體都可發揮物理性的屏障機能。除此之外，上述部位也富含殺菌性的物質，可發揮化學屏障的機能，阻止病原體的入侵及擴散。

再者，即使病原體真的突破上述屏障，在其入侵部位上，原本就存在著各種進駐在組織的白血球（巨噬細胞、樹突細胞等）。這些白血球會對病原體釋放殺菌性物質，或者將之吞噬。如果還是無法遏止病原體的入侵及擴散，就會透過血管重新把白血球（尤其是嗜中性球和單核球）運送到病原體周圍，藉以削減病原體的功能，或者將之消滅，這些就是細胞性的屏障。所謂的「先天免疫系統」，就是由物理性屏障、化學性屏障再加上細胞性屏障所構成。

所謂的「先天免疫系統」，意即身體與生俱來的免疫系統，在病原體入侵之前便已存在。它的存在並非來自病原體的誘導，而是每個身體健康的人，原本就已具備的一種防止病原體入侵的機制。當病原體入侵人體，第一個出動的就是先天免疫系統，它最大的特徵是在外敵入侵時迅速做出反應。雖然迅速出動是好事，但是它不會記憶曾經入侵的病原體為何，所以即使同樣的病原體再次入侵，它所做出的反應還是和上次一樣（不太具備學習效果）。總而言之，先天免疫系統的特徵是雖然反應迅速，但不具備學習效果，無法迅速發揮效果。

不過除了先天免疫系統，我們體內還有另一種免疫機制，稱為「後天免疫系統」。如同字面上的意思，這是出生後才得到的免疫機制。這是當病原體突破自然免疫系統的屏障時，隨之啟動與外敵作戰的機制。而它的功能會隨著病原體的入侵而增強。它和前述的先天免疫系統不同，具備學習效果。換言之，其機制要比先天免疫系統複雜（＝更為高等）。

在整個後天免疫系統當中，負責發揮重要功能的是淋巴球和樹突細胞這兩種白血球，其中又以淋巴球的功能更為強大。淋巴球會記住以前曾入侵體內的病原體，等到下次再遇到同樣的病原體，就會發揮更強大的作用，製造抗體等各種為了排除病原體的可溶性（＝溶於組織之中）物質，企圖驅除病原體。簡單來說，當淋巴球再次遇到同樣的外敵，攻擊能力會變得比以前更強。另一方面，它的攻擊能力當遇到其他病原體時，並不會產生變化。只要是遇過一次的病原體就會記住的能力稱為「免疫記憶」，是淋巴球具備的特殊能力。

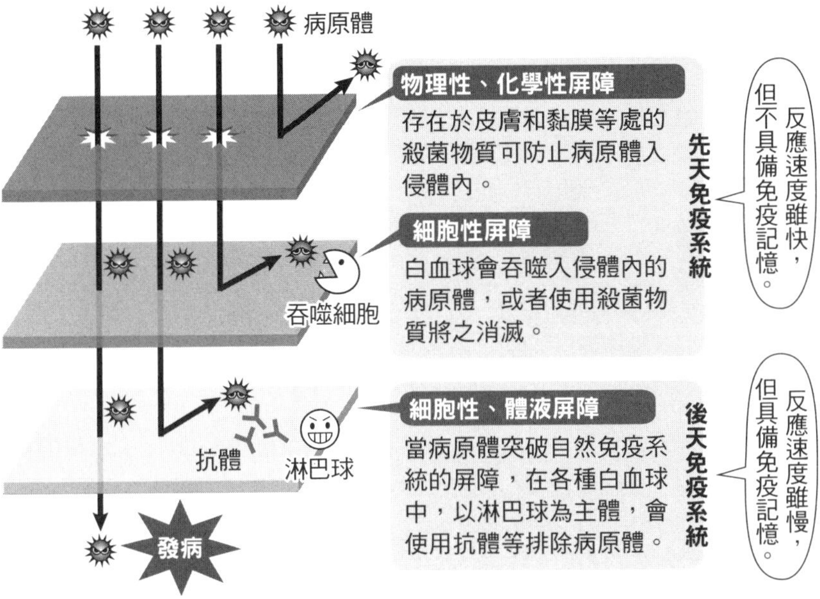

與生俱來的先天免疫系統最早出動，其次發揮作用的是出生後獲得的後天免疫系統（更高等的免疫系統）。

圖1-1　守護我們身體的先天免疫系統與後天免疫系統

請各位參照彙整了上述內容的圖1-1，應該會更加清楚。

接下來以流感為例，為各位進行更具體的說明。假設流感病毒一路突破了物理性屏障、化學性屏障、細胞性屏障構成的先天免疫系統，順利入侵體內，受到刺激的樹突細胞和淋巴球就會共同展開作業，啟動後天免疫系統。如此一來，淋巴球在幾天之後就會針對流感病毒製造出抗體（其實實際製造抗體的只有B細胞，但細節我會留待後面的章節說明，在此請各位先理解成當病毒入侵，淋巴球會製造抗體就好了）。

此抗體會結合在流感病毒上，將之消滅。抗體的量一旦增加，體內的流感病毒量就會開始減少，最後消失。不過，此抗體對小兒麻痺病毒和麻疹等病毒（有別於流感病毒的其他病毒）無效。換言之，此抗體的重要特徵是它只會對入侵的病原體產生作用。

淋巴球一旦開始製造抗體，就會持續存在於體內一段時間。在持續存在的狀態下，如果同樣的流感病毒再度入侵，因為淋巴球已經準備就緒，自然會比一開始更迅速，而且也會製造更多的抗體（＝抗流感病毒的抗體）以對抗流感病毒。

拜這樣的機制所賜，即使我們第一次被流感病毒感染，而且出現病症，但大多能避免再度感染（僅限同一個季節，詳情容我後述。總之，流感病毒很容易變種，隔年流行的流感病毒通常和前一年不屬於同一類型，所以前一年製造的抗體大多無效）。

總而言之，和先天免疫系統相比，可發揮高度且更加完整的功能，是後天免疫系統的重要特徵。具體而言，後天免疫系統會記憶曾經遇過的病原體，能夠有選擇性地消滅該病原體。後面會提到的疫苗接種，便是利用此特徵開發而成。上述的彙整內容請參照圖1－2。

為了便於讓各位了解，我再次簡單說明上述的內容。我們的身體為了預防傳染疾病，具備兩個機制。第一個是先天免疫系統，另一個是後天免疫系統。當病原體入侵，首先出動的是先天免疫系統。若是單靠先天免疫系統無法抑制病原體入侵與擴散，後天免疫系統就會出動。因此，所謂身體的「免疫力的強弱」，就是「先天免疫系統的強度」與「後天免疫系統的強度」之總和。至於「病原體的強度」，就是入侵體內的「病原體數量」與「病原體的感染力強度」之加總。

「病原體的強度」和「免疫力的強度」之間的關係好比蹺蹺板（圖1－3A）；雙方的角力會決定競爭的結果（勝敗）。如果免疫系統的力量強於病原體的力量，就不會引發傳染疾病（圖1－3B）。

相反地，如果病原體的力量強過免疫系統，就會產生傳染疾病（圖1－3C）。例如身體因流感病毒入侵而罹患流感就屬於這種情況。罹患流感，代表我們身體的免疫系統雖然使出渾身解數，企圖擊退病毒，卻不幸敗陣下來，導致被病毒感染的細胞不斷增加。

但是，只要得過一次流感，痊癒之後，通常不會在同一個季節，再度染上同種病毒的流感，也就是圖1－3D的狀態。原因在於後天免疫系統的力量已經大為增強，也做

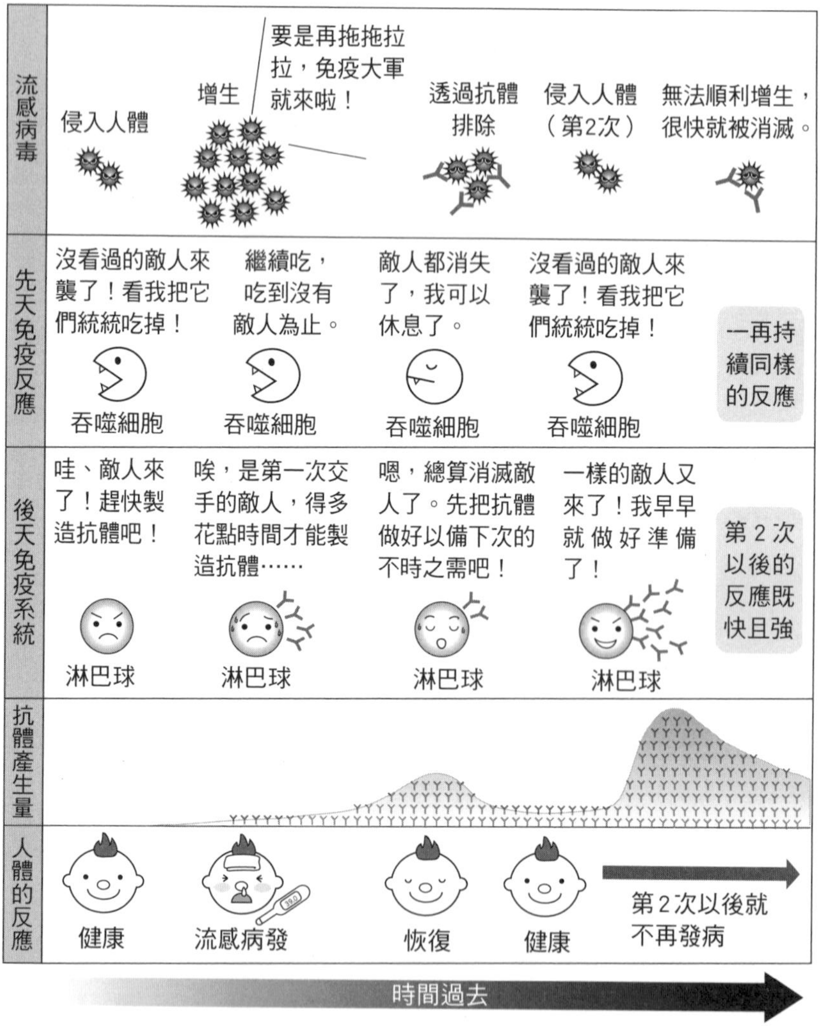

以流感為例所進行的說明。第一次感染時，後天免疫的反應較為遲鈍，所以有時會發生防禦不及導致發病的情況。但到了第二次感染，因為後天免疫能迅速反應，而且反應強度也超過第一次感染，所以可以有效阻止感染的發生（沒有二次感染的原理）。

圖1-2　以時間序列表示當病原體入侵時，在各個階段表現出來的各種身體反應

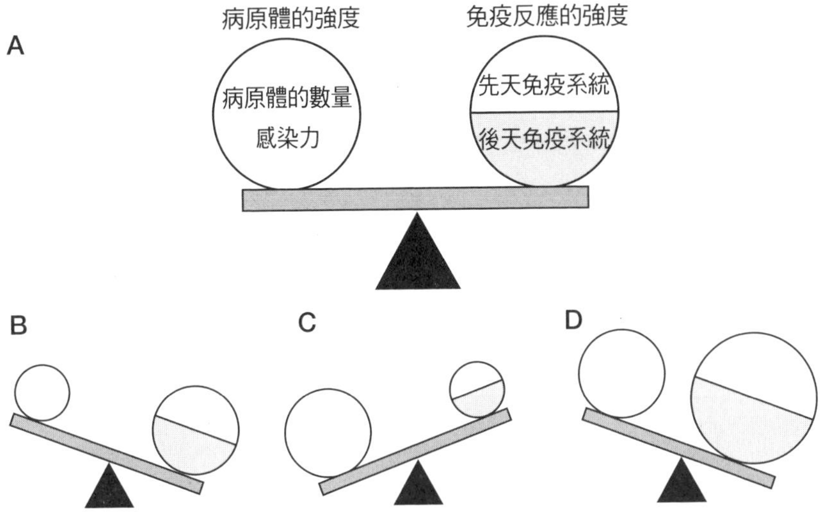

如果免疫反應強於病原體，就不會引發傳染疾病。

如果病原體強於免疫反應，就會引發傳染疾病。

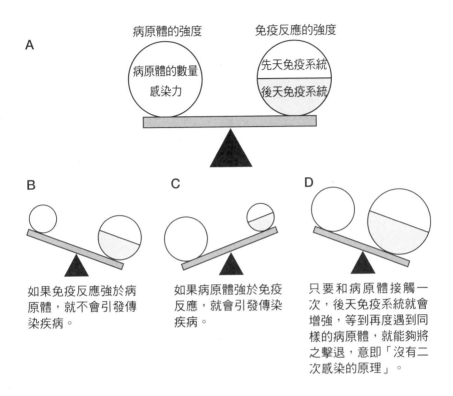

只要和病原體接觸一次，後天免疫系統就會增強，等到再度遇到同樣的病原體，就能夠將之擊退，意即「沒有二次感染的原理」。

圖1–3　「病原體強度」和「免疫力強度」的關係好比蹺蹺板

好準備，能夠迅速驅除流感病毒，所以身體不易被同樣的流感病毒再次感染。這就是所謂的「沒有二次感染的原理」，而疫苗的開發正是利用此原理。意即把模仿病原體結構的疫苗接種到體內，藉以刺激後天免疫系統，以達到防止被該病原體感染的目的。

但是，免疫力的強弱會隨著身體狀況改變。身體狀況好的時候，免疫力自然也維持在高檔狀態，但身體虛弱的時候，免疫力也會跟著下降。免疫力也會受到壓力所影響，我們都知道，疲倦、睡眠不足、壓力過大時，人會變得容易感冒，由此不難想像，免疫力的強弱有多麼容易受到周圍環境的影響。此外，免疫力的強弱因人而異，有時會出現很大的落差。關於這點，我會在第5章詳細說明。為了便於讓各位了解，我現在把細菌和病毒一律當作病原體，其實每一種病原體所引發的免疫反應都稍有不同，有關這點也容我後述。

說句題外話，常見於感冒初期的症狀，包括咳嗽、打噴嚏、流鼻水、鼻塞、喉嚨有痰等，都是身體的防禦表現。如果鼻黏膜連同氣管受到病毒感染，就會激發黏液產生。產生的黏液會刺激氣管，促成咳嗽、打噴嚏、流鼻涕、喉嚨有痰等症狀出現。為了改善上述症狀，解決之道是排除或沖掉入侵的異物。鼻塞是發炎的黏膜腫脹（引起浮腫）所造成，所以最有效的解決方法是遏止感染源繼續入侵體內。提到傳染疾病，常常會聽到「黴菌」這兩個字，其實黴菌是一種俗稱，泛指病毒、細菌、真菌等普遍存在於環境之中，而且有害人體的微生物，它並不是醫學用語。日文的「黴菌」一詞，原意似乎指的是發霉的東西。

1-2 代表性的病原體——細菌、病毒、真菌

在詳細說明何謂病原體之前，我希望各位能記住一件事：抗菌藥物（抗生素）對治療感冒無效。在日本，如果因為感冒就醫，醫生的處方大多包含抗生素，但是感冒是由病毒所引起，即使吃了也沒有效果（抗生素是針對細菌的藥物）。基於這一點，在日本以外的其他國家，抗生藥物基本上不會被當作治療感冒的處方藥。

追根究柢起來，「感冒」究竟是什麼樣的疾病呢？所謂的「感冒」，指的是因為受到感染，導致上呼吸道發炎的疾病。常見的症狀包括流鼻水、鼻塞、喉嚨痛、咳嗽、喉嚨有痰等。上呼吸道感染的患者，大約有九成是受到病毒感染。剩下非病毒感染的一成，則是因細菌、黴漿菌、披衣菌等微生物所引起。

引起上呼吸道感染的主要病毒種類包括鼻病毒（整體的百分之三十至四十）、冠狀病毒（百分之十至十五）、流感病毒（百分之五至十五）、RS病毒（至百分之五）（請各位注意流感病毒的比例並不低，有百分之十五之多）。使用以細菌為標的物的抗生素，對付上述病毒完全無法發揮效果。換句話說，醫生開的抗生素，大約有九成的機率無效。

不過，身體的防禦力在被病毒感染期間會下降，確實有可能因細菌引起繼發性感染（例如引起扁桃腺炎、支氣管炎、肺炎）。遇到這種情況發生時，抗生素確實能派上用場，但目前已知的是，如果在繼發性感染發生之前便使用抗生素，容易產生對抗生素有耐藥性的「耐藥性細菌」。

體內有「耐藥性細菌」的人一旦住院，「耐藥性細菌」就會在醫院擴散開來，若是剛在醫院接受手術，抵抗力弱的人、小孩、高齡者等病人受到感染，幾乎所有的抗生素都會變得對他們無效，有可能會引起嚴重的問題（院內感染）。另外，也有人提出基於感冒還是有可能因細菌所引起，所以不妨預先使用抗生素的看法，但使用預防性抗生素，效果通常不佳。

不僅如此，抗生素也會對存在腸道內且不具病原性，被稱為常駐菌叢的細菌產生作用，導致對身體有益的好菌也可能遭殃（有關這點，後面會詳細說明）。總而言之，治療感冒時若馬上使用抗生素，在醫學上確實是一大問題（圖1－4）。

接下來我要說明幾個醫學用語。抗菌藥物和抗生素，基本上意思完全相同，但深究的話，抗生素指的是從自然界發現的抗菌物質，以及由微生物製造的抗菌物質。另一方面，所謂的抗菌藥物，則是一個比較籠統的名稱，其中也包括由化學合成的藥物。不

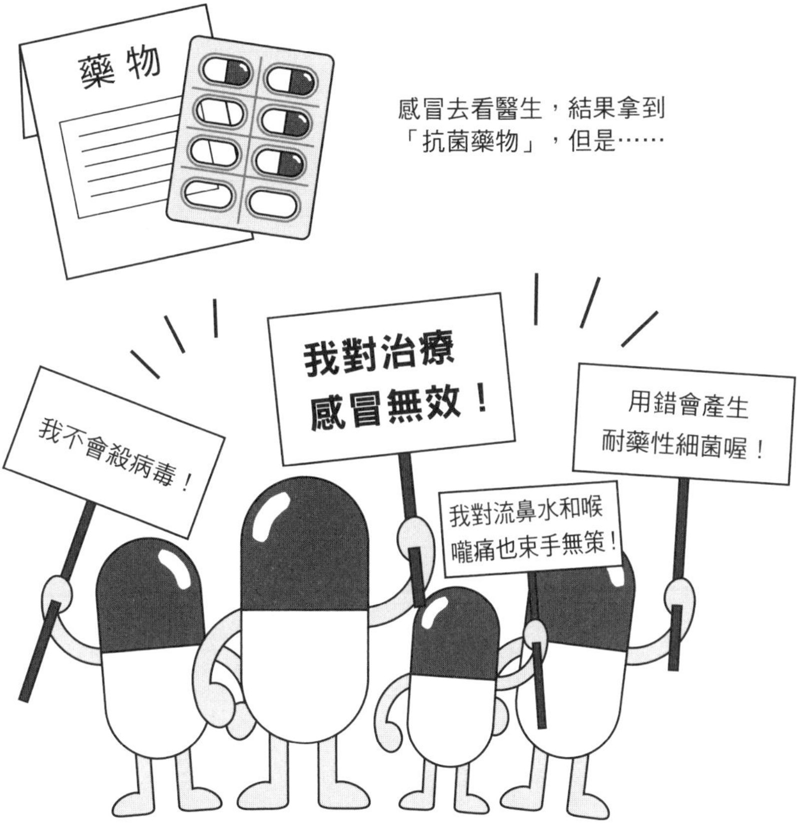
藥物
感冒去看醫生，結果拿到「抗菌藥物」，但是……
我不會殺病毒！
我對治療感冒無效！
用錯會產生耐藥性細菌喔！
我對流鼻水和喉嚨痛也束手無策！

有 9 成感冒都是因以抗菌藥物治療無效的病毒所引起。濫用抗菌藥物，會產生對抗菌藥物產生抗藥性的「耐藥性細菌」，有可能成為院內感染的原因。另外，抗菌藥物也會對體內的常駐菌叢產生作用，甚至可能改變棲息於體內的細菌種類。

圖 1-4　抗菌藥物（抗生素）對感冒無效

過，最近的抗生素幾乎都是化學合成，所以稱為抗菌藥物毋寧更為精確。

其次是有關我們對抗菌藥物的理解程度。二〇一七年三月，日本厚生勞動省研究團隊透過網路，調查一般民眾對抗菌藥物的理解程度。結果顯示，回答「抗菌藥物可以殺死病毒」的人約有百分之四十六、回答「抗菌藥物對治療感冒和流感有效」的人約有百分之四十。[※5]因為上述兩項回答都是錯誤的，代表約有四成民眾對抗菌藥物的作用不具備正確的認知。

不過，醫師的作法似乎也有問題。根據朝日新聞二〇一八年六月的報導，透過日本化學療法和日本感染學會的共同調查顯示，如果感冒患者向醫師提出開抗菌藥物的要求，大約有六成的醫生會開。[※6]即使厚生勞動省發行的「抗微生物藥適當使用指引」[※7]中明文寫著「建議不要以抗菌藥物治療感冒」。不知道醫生們是不是沒看過這段文字？還是利字當頭，把診療費擺第一？或是預先想到如果不開，患者就會抱怨？

那麼，這幾種最具代表性的病原體，例如細菌、真菌、病毒，到底有何不同（表1－1）。

首先是細菌。知名的種類包括引起食物中毒的大腸菌、葡萄球菌和沙門氏菌、引起肺炎的肺炎鏈球菌和綠膿桿菌、引起結核病的結核菌、引起破傷風的破傷風菌等。

	細菌	真菌	病毒
主要病原體	大腸菌、葡萄球菌、鏈球菌、沙門氏菌、綠膿菌、結核菌、破傷風菌等。	白癬菌、念珠菌、麴菌、酵母等。	流感病毒、疱疹病毒、諾羅病毒、肝炎病毒、愛滋病毒等。
主要傳染疾病	食物中毒、扁桃腺炎、結核病、中耳炎、破傷風等。	足癬、念珠菌感染、麴菌症等。	流感、德國麻疹、麻疹、病毒性肝炎、腸胃炎、愛滋病等。
大小	數～數十微米。在光學顯微鏡下看得到。	數～數十微米。在光學顯微鏡下看得到。	0.1微米以下。一般只能透過電子顯微鏡才看得到。
構造	單細胞生物：由細胞質、細胞壁等組成。沒有核膜，遺傳資訊的DNA存在於細胞質內。不具備粒線體和高基氏體。	由細胞核、細胞質、細胞壁組成。遺傳資訊的DNA存在於被核膜包覆的核之中。具備粒線體和高基氏體。	由蛋白質的殼與核酸（DNA或RNA）組成的粒子。不具備細胞構造。
增生	即使沒有細胞也會分裂增生。	即使沒有細胞也會分裂增生。	無法自己增生，需要宿主細胞才能增生。
遺傳資訊	具備DNA和RNA。	具備DNA和RNA。	只具備DNA和RNA的兩者之一。
治療藥物	抗菌藥物	抗真菌劑	抗病毒藥

表1-1　代表性的病原體——細菌、真菌、病毒之比較

細菌是單細胞生物，由單一的細胞組成。大小皆介於數～數十微米（微米是長度單位，為一公尺的一百萬分之一），可以透過普通的光學顯微鏡看到它的模樣。從外觀可再細分為球菌、桿菌、螺旋菌等。

細菌被細胞膜所包覆，其中

則存在著細胞質。細菌的細胞和人體的細胞不同，沒有粒線體和高基氏體等胞器。另外，身為遺傳物質的ＤＮＡ並不是包覆在核膜之中，而是直接存在於細胞質內。

細菌一旦入侵我們的身體，其數量便會透過細胞分裂增加。之後，不是侵入細胞內，就是在細胞外釋放毒素，使受到感染的細胞受損。

其次是真菌。較知名的包括白癬菌、念珠菌、麴菌、酵母等。真菌和細菌不同，核的周圍有一層核膜，而儲存遺傳訊息的ＤＮＡ便存在於核中。此外，異於細菌的另一點是，細胞質中存在著粒線體和高基氏體等胞器。有酵母菌這類的單細胞真菌，也有像念珠菌的多細胞真菌。能夠消滅真菌的是一些名為抗真菌劑的藥物。

接著談到病毒。知名的種類有流感病毒、德國麻疹病毒、麻疹病毒、諾羅病毒、肝炎病毒、愛滋病毒等。這些病毒分別是造成流感、德國麻疹、麻疹、病毒性腸胃炎、肝炎、愛滋病等疾病的原因。

病毒的大小通常不到零點一微米，只能透過電子顯微鏡才看得到。不具備被視為最小生命單位的細胞，是一種由蛋白質的殼與核酸組成的粒子。因為沒有粒線體和高基氏體，病毒無法自行製造能量。而且也沒有脂質體，無法製造蛋白質。換言之，它無法自己增生，必須潛入宿主細胞之中，利用宿主細胞的蛋白質合成機制、代謝機制和能量，

	代表性的種類	引起的疾病
DNA病毒	腺病毒	咽喉炎、扁桃腺炎、腸胃炎。
	單純疱疹病毒	口腔黏膜、皮膚、性器等部位的疱疹。
	天花病毒	天花
	人類乳突病毒	子宮頸癌
RNA病毒	流感病毒	上呼吸道感染、肺炎。
	鼻病毒	普通感冒
	小兒麻痺病毒	小兒麻痺（脊髓灰白質炎）
	愛滋病毒（HIV）	愛滋病

表1–2　DNA病毒與RNA病毒

才能完成增生（＝自我複製）。

病毒粒子內的核酸，不是DNA就是RNA，不論是哪一個，都儲存著病毒的遺傳訊息。擁有DNA的病毒稱為DNA病毒，擁有RNA的稱為RNA病毒（表1–2）。如同前述，抗菌藥物無法消滅病毒。雖然有部分的抗病毒藥能有效殺死病毒，但現階段的種類相當有限。因此，如果被病毒感染，需要靠自己的免疫力將之排除。

不論細菌還是病毒都是如此：其實不帶病原性的種類很多。具有病原性的有害人體，所以會收錄在醫學教科書裡，但這些帶有病原體的種類，不過只是眾多細菌和病毒中的少數分子。舉例而言，口腔內和腸道裡存在著數量龐大的細菌，但這些細菌通常不會引發疾病產生，病毒也一樣。每一毫升的湖水或河水，檢驗出來的病毒量以億為單位；據說每一毫升的海水之中，就存在著數百萬至一千萬個病毒，因此，全球海洋所含有的病毒粒子，總數更達到十的三十次方這個天文數字[※8]。換句話說，我們的周遭環境經常充斥著無害的細菌和病毒，而且和它們帶有的病原性所造成的「負面」影響相比，人類和環境其實也有很多「受惠」的時候。

1-3 免疫反應對細菌與病毒的差異

免疫機制的作用方式，與入侵身體的是細菌或病毒會稍有不同。如同前述，當細菌入侵身體時，通常會在入侵組織的細胞之外增生，使其數量增加（結核菌和傷寒桿菌例外，兩者都是在細胞內增生）（圖1－5）。這麼一來，存在於組織的巨噬細胞（吞噬異物的細胞）就會將之辨識為異物，吞進細胞內，隨後消化、消滅。巨噬細胞還會釋出一種名為促發炎細胞激素，相當於警報的物質，通知周圍的細胞有細菌入侵。如此一來，存在於組織、屬於白血球之一的樹突細胞就會受到刺激，把細菌和其分解物、產物等吞入細胞內。之後，再將其中的一部分呈現在細胞膜上，藉以傳達有異物存在的訊

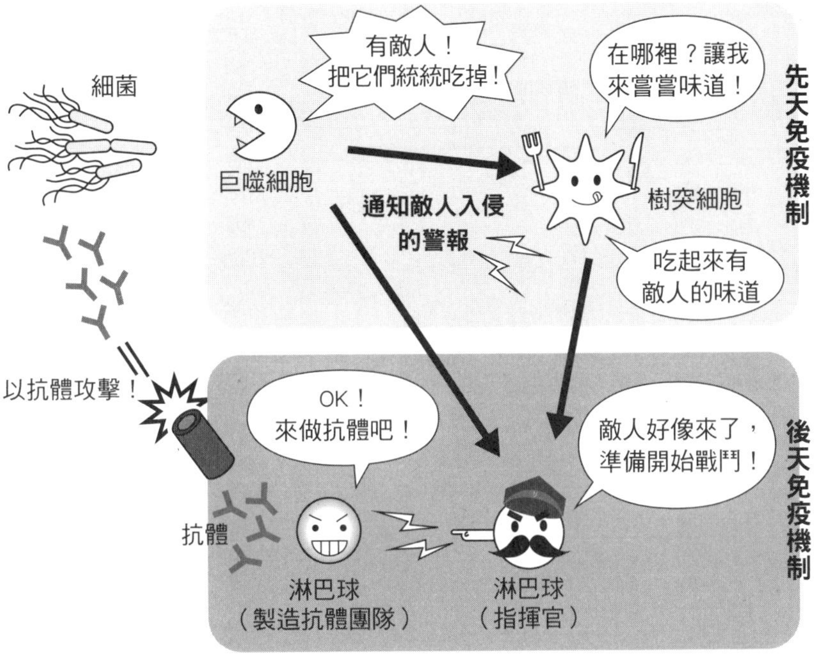

最早出動的是先天免疫系統，接著收到信號的後天免疫系統也開始發揮作用。最後，製造出來的抗體與存在於細胞外的細菌結合，使細菌無法產生作用（＝不活化），最後被消滅。

圖1–5　當細菌入侵時，身體產生的免疫反應

息。樹突細胞把細菌產物呈現給淋巴球，目的是催促它做出反應，一直到這裡，都是先天免疫機制的反應。

直到淋巴球開始對樹突細胞呈現的細菌產物做出反應，以淋巴球為主的後天免疫機制才開始啟動，稍後會製造出對抗入侵細菌的抗體。接下來，抗體會與入侵細菌結合，直接消滅細菌。

後面我會再次說

明，總之，所謂的細胞激素，是細胞釋放出的一些特定大小（分子）的可溶性分子的總稱。它的作用除了對異物的細胞產生作用，也可使細胞增生、提升運動性、促進特定的分子產生。當異物入侵組織，受到刺激的上皮細胞和免疫細胞（就是白血球，尤其是巨噬細胞），會在發炎時製造被稱為「促發炎細胞激素」的細胞激素。於是，周圍的細胞在受到刺激的情況下，就會展開排除異物的作業。「TNF－α」「介白素－1（IL－1）」「介白素－6（IL－6）」等，都是頗具代表性的促發炎細胞激素。這些分子也稱為「內源性致熱源」，它們會對腦部的發熱中樞起作用，也是造成發燒的原因。

有趣的是，白血球的活動力普遍在體溫稍微過高時反而更好。由此證明，發燒確實有其正面意義。因為身體發燒時，比較容易對異物產生反應。換句話說，如果一感冒就馬上吃藥（感冒藥通常也含有退燒藥成分），或許是有待商榷的做法。

接著把主題再轉回病原體。如果病原體為病毒，感染機制及防禦機制和細菌會有些不同。病毒無法在細胞外增生，唯有進入生物細胞內才能增生。被病毒入侵的對象稱為「宿主」。舉例而言，包覆氣管裡面的上皮細胞，被病毒當作宿主潛入後，病毒便開始繁殖。流感病毒具備核酸RNA，所以一旦開始在上皮細胞內複製病毒，RNA病毒就會愈來愈多。

另一方面，細胞內也有辨識外來核酸的機制（詳情在第5章說明），所以RNA病毒一旦在體內形成，就會誘導細胞合成名為「第一型干擾素」的細胞激素（圖1-6）。正如干擾素（Interferon是其英文，意思是抑制＝interfere增生的物質）這個名字，它不僅能抑制病毒增生，有時也會抑制宿主細胞增生。如同前述，因為細胞內有機制辨識入侵的病原體的遺傳物質（DNA／RNA），所以機制啟動後，就會誘導細胞產生第一型干擾素。這是一種具抗病毒能力的蛋白質，也是對付病毒入侵時，一種很重要的先天免疫反應。

但是，如果靠著干擾素還是無法抑制病毒增生，病毒顆粒就會從細胞中脫離釋放，使周圍的細胞逐漸受到感染。病毒會在受到感染的細胞內複製大量病毒，導致細胞的代謝變得紊亂，最後死亡。如此一來，細胞殘骸和其產物就會刺激周圍的免疫細胞，產生發炎反應。舉例而言，假設巨噬細胞吃掉細胞殘骸（此行為稱為吞噬），打算藉以清理受損的組織。另外，細胞凋零後的分解產物則有樹突細胞吞食，再將病毒抗原（病毒的一部分）呈現在樹突細胞的細胞膜上。淋巴球一旦辨識出抗原並做出反應，後天免疫系統就開始出動。

如果樹突細胞直接被病毒感染，病毒抗原就會被呈現在樹突細胞的細胞膜上，隨後

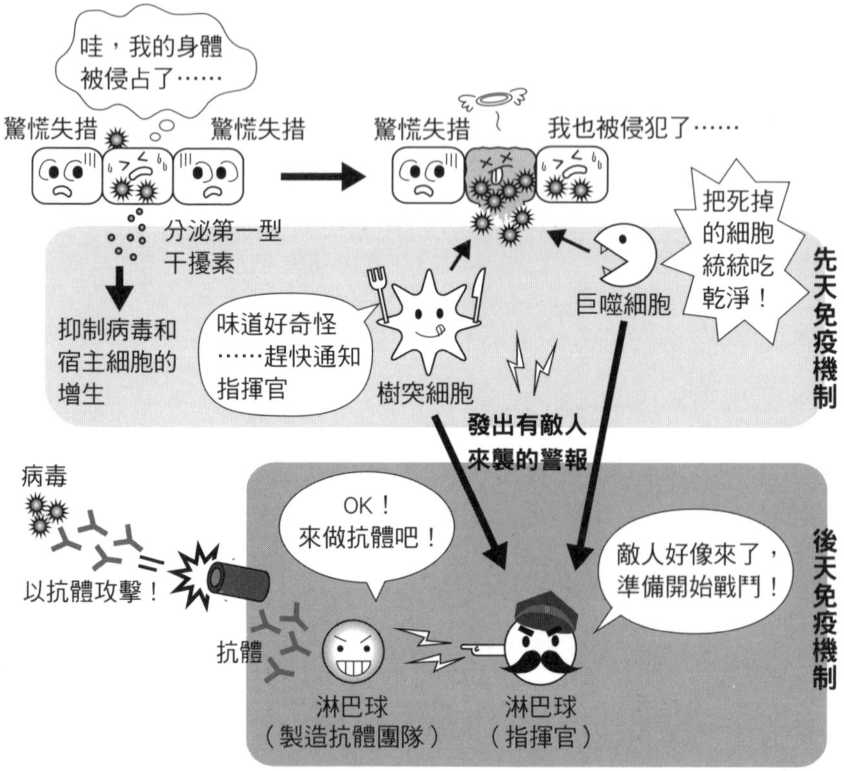

當病毒入侵細胞內，細胞就會產生干擾素以抑制病毒增生。接著，巨噬細胞和樹突細胞會得到活化，以阻止病毒感染繼續擴大，這是先天免疫系統的防禦反應。之後，從先天免疫系統收到信號的後天免疫系統會出動，促使抗體產生。抗體會與存在於細胞外的病毒結合，藉以消滅病毒。雖然沒有出現在圖表中，但T細胞在樹突細胞的刺激下會開始活化，促使殺手T細胞產生。殺手T細胞並不會直接毒殺病毒，而是消滅被病毒感染的細胞。在抗體與殺手T細胞相輔相成之下，體內的病毒終於順利被排除體外。

圖1-6　當病毒入侵時身體的免疫反應

淋巴球也展開活動。接著製造出對抗病毒的抗體，開始攻擊細胞外的病毒。另外，雖然圖1－6沒有提到，但負責對抗病毒的T細胞也會得到活化，開始殲滅被病毒感染的細胞。如同上述，免疫細胞這一連串的反應，過程相當複雜，所以我之後在第5、6章還會再次說明。

1-4 病原體的感染部位是如何決定的呢

病原體不時會感染某些特定的細胞和器官。舉例而言，通常受到流感病毒感染的部位是氣管的上皮細胞，而不是膀胱和肝臟。另外，肺炎鏈球菌會引起肺炎，但不會引起大腸炎。相對地，大腸菌O－157雖然會引發大腸炎，卻和肺炎一點關係也沒有。如同上述，病原體的「感染部位」大多已經固定。關於這點，有幾項機制可以說明，第一種情況屬於位於病原體表面的分子，會與宿主動物的特定細胞上的某項構造結合。

簡單來說，就是「鑰匙」與「鑰匙孔」的關係（圖1－7）。以病毒為例，病毒基因（遺傳資訊）被一層蛋白質的外殼所包覆，而外殼之上存在著某種特定的分子結構。如果宿主細胞上存在著能夠與這個分子發生特異性結合的結構，病毒就會選擇性入侵該

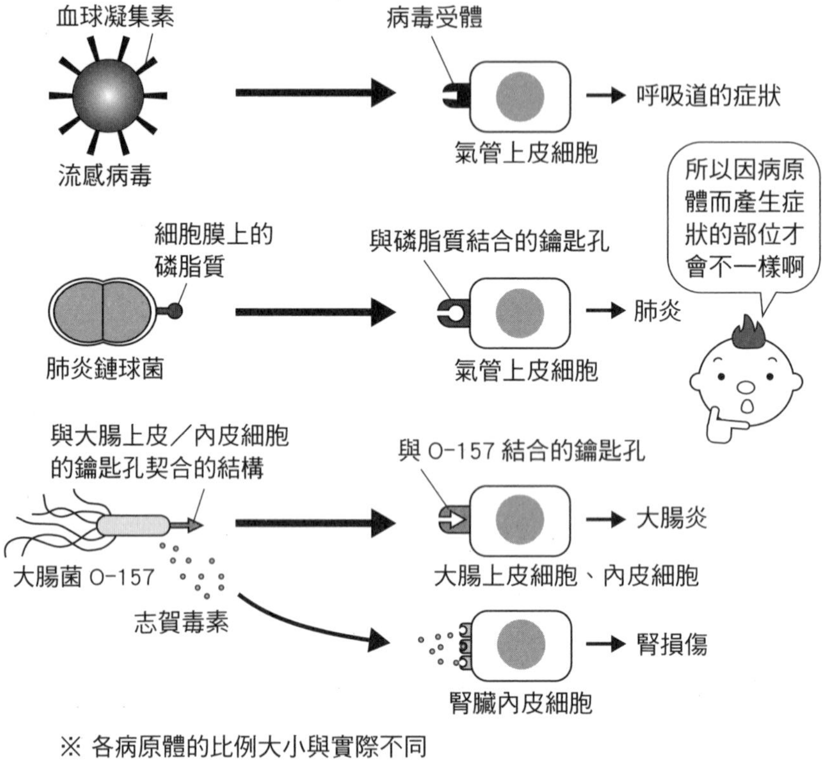

病原體感染的大多是特定的細胞，原因在於有很高的比例是病原體上的特定結構（鑰匙），能夠與細胞上的特定結構（鑰匙孔）結合所引起。另外，病原體製造的毒素只能夠與特定的細胞結合，所以只有該細胞會出現障礙。

圖1-7　決定病原體的感染部位的機制

細胞，造成感染，這種細胞的結構被稱為病毒受體。

我在第4章的4－1還會再次說明，總之，流感病毒的外側存在著一種名為血球凝集素的分子，它與存在於氣管上皮細胞膜上的特定醣鏈（＝病毒受體）便是以「鑰匙」與「鑰匙孔」的關係結合。此醣鏈結構不存在於氣管上皮細胞以外的部位，所以成為流感病毒最頻繁感染的部位。相反地，膀胱和肝臟等其他器官就不會受到流感病毒感染。

肺炎鏈球菌的外側有細胞膜，上面存在著磷脂質，能夠與氣管上皮細胞的特定結構結合，這也是另一種「鑰匙」與「鑰匙孔」的關係。除此之外，肺炎鏈球菌還會釋放出幾種促進結合和感染進行的物質，造成感染從氣管擴散到肺部。

不過，大腸菌之一的O－157的情況有些不同。O－157的棲息處包括牛、羊、豬等動物的大腸，所以如果吃下被這些動物糞便汙染的食物，O－157就有可能潛入人體的大腸，造成上皮細胞和內皮細胞等各種細胞受到感染。在感染的過程中，也少不了幾種「鑰匙」與「鑰匙孔」的運作。

O－157和普通的大腸菌不同，會分泌出一種名為志賀毒素的強力毒素。此種毒素會與覆蓋於血管內側的內皮細胞強力結合，產生破壞，導致血液容易從血管滲漏，毒素也因此從大腸流遍全身。不僅如此，志賀毒素也會與腎臟細胞強力結合，造成腎臟細胞受到破壞，機能出現障礙，最後演變成腎臟衰竭。換句話說，O－157和流感病毒不一樣，雖然可能受到感染的細胞有好幾種，但分泌的毒素會與特定的細胞結合，所以只有特定的器官會受到危害。

15 戴口罩、洗手、漱口的成效有多少？

那麼，以人為方式預防感染是可行之道嗎？

第一項是戴口罩。根據英國在二〇〇九至二〇一一年進行的調查，顯示僅針對流感的話，光是戴口罩的預防效果極低，幾乎為零[※9]。此外，透過在日本進行的小規模研究也證實了同樣的結果[※10]。不僅如此，世界衛生組織（WHO）發行的預防感染指南中也寫著「沒有明確證據顯示戴口罩能預防上呼吸道感染[※11]」。

若是著眼於病毒和口罩的孔徑大小，會做出上述結論也不奇怪。畢竟病毒的直徑是零點一微米，而一般口罩的孔徑則超過十微米（圖1－8）。換句話說，口罩的孔徑相當於病毒的一百倍以上。

不過，因為講話和打噴嚏從口中噴出的病毒，會以含於唾液等飛沫的型態懸浮於空

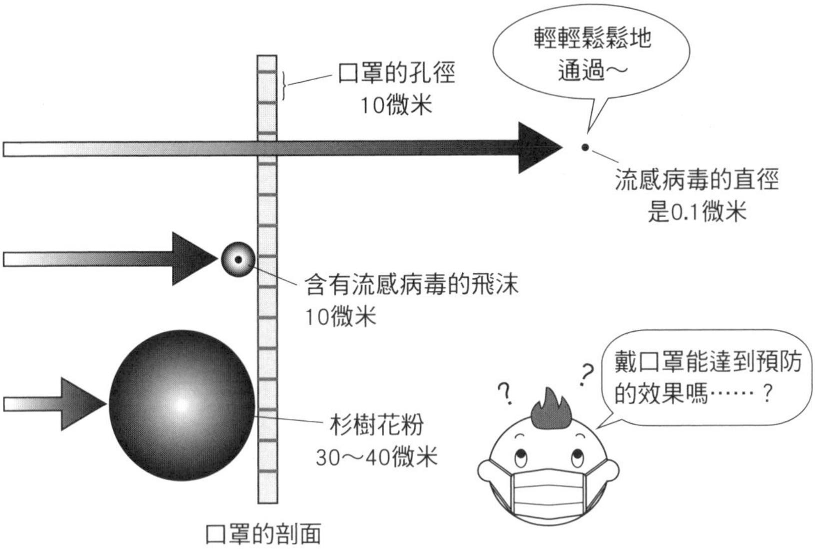

只要比較口罩孔徑的大小和病毒直徑的大小，即可知道很難靠口罩防禦飄浮在空氣中的病毒。

圖1-8　口罩的孔徑足以讓病毒輕鬆通過

氣中。換言之，口罩雖然防不了病毒本身的飛散，但病毒會靠飛沫傳染，所以為了預防自己把病毒從口鼻傳染給別人，戴口罩確實是相當有效的方法。簡單來說，為了避免自己透過別人被病毒感染，戴口罩的效果的確有限，但是病毒感染者戴上口罩，確實在某種程度上能降低他人被傳染的風險。此效果尤以當雙方都戴著口罩面對面接觸時最明顯。目前全球飽受新冠病毒疫情肆虐，但實際上已經證明戴口罩是抑制感染的有效手段。WHO也認同口罩的防護效果，在二〇二〇年六月承認口罩可能能阻斷具有傳染力的飛沫，並且公開表示「為了預防新冠病毒，建議在公共場所配戴口罩[※12]」。

而日本的新聞媒體也開始議論，因為病毒會附著在各種物品的表面，所以手指很容易不自覺地沾附病毒。若用沾附病毒的手接觸口鼻，則會提高上呼吸道感染的機率。但是，只要戴上口罩，確實可降低感染的機率，由此可見其必要性。然而，根據WHO在二〇一〇年發行的有關預防病毒傳播的資訊，當手碰觸到流感病毒，其感染力會在五分鐘內大幅降低，從百分之一降低到千分之一[※13]。就這點來看，我們似乎沒有必要太過擔心如果手被病毒汙染，再不小心接觸到臉的問題了。

不過，實際情況似乎因病毒的種類而異。以新冠病毒為例，目前已知和流感病毒相比，新冠病毒停留在物體表面時，感染力維持的時間可能比流感病毒長得多[※14]。基於這一點，我們應該儘量避免用不乾淨的手碰觸臉部。另外，以新冠病毒來說，許多病例都是無症狀感染，因此感染者根本不知道自己已經染疫。如果屬於這種情況，感染者戴的口罩當然已經被病毒汙染，手指若碰觸口罩，也會沾染病毒。換句話說，口罩本身有可能會成為汙染源。就這個角度來看，雖然戴口罩可以降低臉部被不乾淨的手碰觸的風險，但口罩本身也可能會受到汙染，所以口罩的戴脫及暫存方法就顯得格外重要了。

接著說明幾個專業用語。正如字面上的意思，氣管就是空氣的通道，又可細分為從鼻腔到喉頭為止的「上呼吸道」，以及從氣管往下到支氣管、肺部的「下呼吸道」。一般常說的「感冒」，其實就是上呼吸道發炎的狀態。另一方面，如果上呼吸道發炎的狀況遲遲不見好轉，不久之後連下呼吸道也會跟著發炎。以流感病毒為例，通常受感染的部位是上呼吸道的上皮細胞，但大多數的情況在先天免疫和後天免疫的聯手之下，都能順利將病毒排除，所以只有上呼吸道發炎。

但是，如果上呼吸道的發炎症狀無法獲得控制，下呼吸道就會受到波及，演變成大家都很熟悉的肺炎。如同前述，大量位於上呼吸道的上皮細胞，擁有讓流感病毒感染的鑰匙孔。話說回來，二〇〇〇年前後在全球爆發的禽流感（H5N1），主要受感染的是下呼吸道，惡化成肺炎的患者也很多。原因在於，與禽流感的鑰匙所對應的鑰匙孔，居然大量存在於下呼吸道的上皮細胞，而不是在上呼吸道。因此專家認為，這也是為什麼禽流感會直接感染下呼吸道，引發肺炎的原因。

那麼漱口又能達到幾分防護的效果呢？事實上，有關漱口的效果也是眾說紛紜。提到漱口的有效性，最常被引用的資料是日本一個名為Great Cold Investigators組織所提出的研究報告[※15]。這個研究以三百八十七名身體健康的人為對象，將他們分為以下三組，分別是：①一天三次，以大約二十毫升的自來水漱口十五秒；②一天三次，以添加碘的漱口水約二十毫升漱口十五秒；③按照自己平常的方式漱口（對照組），期間達六十天，期滿後，再觀察每一組的上呼吸道感染的發生機率。上呼吸道感染就是俗稱的「普通感冒」，會出現咳嗽、流鼻水、喉嚨疼痛、鼻塞等症狀。在這項研究中，有一名醫師發現，上呼吸道有無出現感染，主要取決於受試者的自覺症狀。不過，出現明顯發燒和身體疼痛、疑似流感症狀的患者，不被列入這個調查的對象（事實上，後來這點成為關鍵）。

研究的結果很耐人尋味。和對照組相比，只有以自來水漱口的小組的上呼吸道感染率降低了大約三成。反而是用漱口水的小組，和對照組相比，並沒有出現顯著性差異。照理來說，漱口水的消毒效果比自來水強，但實際上的效果卻不如預期。有關這點，研究團隊提出了一個解釋：原因可能是漱口水連常駐於口腔內的菌叢都一併消滅（後面會提到，常駐於口腔、腸道、皮膚等處的菌叢有助提高身體的抵抗力，所以消毒過度可能適得其反）。無論如何，透過這個研究結果，不禁讓人做出如果確實漱口，對預防感冒可能有幫助的結論。

如同前述，有很多單位引用了這份數據，甚至也成為日本呼吸器官學會，把建議漱口當作預防感冒方法之一的根據[※16]。但是，就此定論似乎還太早，因為如同前述，該研究團隊提出的報告有些矛盾之處。

該研究團隊為了解開漱口水之謎，使用了同樣的數據，但是把對象集中在流感患者，而非上呼吸感染的患者，進行解析。以這次的情況來說，他們對流感患者的定義是伴隨著明顯發燒與身體疼痛的上呼吸道感染（不包含輕微感冒）。結果顯示，如果只看出現流感症狀的患者，不論他們漱口時用的是自來水還是漱口水，感染率和對照組都沒有明顯差異[※17]。

如果一字不漏地讀完這篇報告，我想每個人都可以做出漱口對預防鼻塞、流鼻水有效，但是對流感之類等更嚴重的感染沒有預防效果的解讀。但是這個結論卻讓我百思不得其解，這就是為什麼我會在一開始提到「有關漱口的效果仍是眾說紛紜」。

追根究柢起來，一般在漱口時，漱口水只能進入口腔內和喉嚨的一部分，基本上與鼻黏膜、大部分的上吸呼道毫無接觸。因此，清除病毒的效果相當有限。另外，與此意義相同、大家也不陌生的動作還有一項，很多人因為感冒上診所就診時，有時醫生會幫忙在喉嚨塗上含有碘酒的消毒液。但是，殺菌液的效果只能發揮在氣管的一小部分，對已經進入細胞的病毒完全束手無策。因此，塗消毒液這個動作，應該也是以「加持」的意義居多。

最後是洗手，效果又是如何呢？根據倫敦的專家研究，洗手降低氣管被病毒感染的機率約是兩成[※18]。或許有人覺得驚訝：才兩成嗎？老實說，我讀了那篇論文之後，和各位一樣深有同感。不過，我認為如果單純只有洗手，效果大概就是這麼多吧。洗手的真正意義，應該在於「雖然做了比完全不做好，但光是洗手，若沒有杜絕其他讓病毒入侵的管道，還是無法不受感染」。因此，前述提到的WHO發行的預防病毒擴散的指南也提到必須多管齊下，包括洗手、用酒精等殺菌液消毒、提高房間的溫度和溼度、戴口罩、加強如何防止感染的衛教、不要接觸感染者、接種疫苗等[※19]。

在日本還要再加上一項。也就是媒體一再宣導的「如果出現疑似症狀，應依照指示就醫」。不過我個人不禁要替這個做法打上一個大問號，原因在於，要是連其實沒有被感染的人，也因為懷疑自己確診而慌忙就醫，反而只會增加被感染的風險。另一個理由如同我後面會提到的，不論是普通感冒還是流感，目前都沒有特效藥可以治療，即使就醫也不是馬上藥到病除。有關這點，我會在第4章再度說明。

接下來，再次回到專業用語的問題。有關感冒的醫學用語，有一些容易混淆之處。「風寒」「感冒」「上呼吸道感染」這三個名稱，意思幾乎相同。基本上指的都是因感染造成上呼吸道發炎的疾病。症狀包括流鼻水、鼻塞、喉嚨痛、咳嗽、喉嚨有痰等。如同前述，上呼吸道感染約有九成是病毒感染所引起，其中之一的流感，所占的比例有百分之十五之多。如果能夠藉由快篩等方式，證明氣管存在著流感病毒，那就會被歸類於流感，而不是普通感冒。流感的典型症狀包括發燒（三十八度C以上）、肌肉和關節痠痛等。不過，即使出現這些症狀，在沒有證明流感病毒的存在之前，還是稱為類流感，以便和流感區分開來。

16 長期存在於身體的細菌——常駐菌

之前已經說明了當細菌等各種微生物入侵體內會引發傳染疾病，不過，身體的特定部位，也長期存在著各種細菌，例如：棲息於腸道內側的大腸菌、口腔內的鏈球菌、存在於皮膚表面的葡萄球菌。這些長期棲息於特定組織的細菌，通稱為常駐菌。至於數量則多達一千兆個，此數量也遠超過我們全身細胞總數的約三十七兆個。

最近透過研究已經證實，當外敵入侵體內的組織，而該組織的抵抗性好壞，受常駐菌的影響很深。舉例而言，引發感染性腹瀉時，如果不分青紅皂白就服用抗生素，有可能適得其反，使腸炎的情況更為惡化。原因是構成常駐菌的細菌數量和種類都改變了。我在1－2已經提到，只是疑似感冒，卻立刻開立抗菌藥物，是日本開業醫生的「壞習慣」，其中一項不良影響就是有可能破壞常駐菌的平衡。

一說到細菌，一般人通常會產生「沒有一個是好東西」的印象，但是，棲息於我們身體內的各種細菌當中，確實有部分有益人體。在這些好菌當中，也存在著抑制發炎的種類。關於這點，值得一提的是，這個結果是最近美國透過一項以大約八十萬名孩童為對象所進行的調查所證實，在出生六個月內服用抗生素的嬰孩，和沒有服用抗生素的嬰孩相比，過敏容易發作的比例高出約四成。原因可能是在抗生素的作用下，能夠抑制過敏症狀的好菌數量減少，甚至完全消失。

另外，從常駐菌被刻意破壞的無菌小鼠身上，發現其免疫系統的發達程度不如正常小鼠的結果，也證實了常駐菌會刺激身體的免疫系統，並可發揮促進免疫系統發達的功能。

其他的發現還有，皮膚和腸道是常駐菌的大本營，所以即使產生新的有害菌，通常也不容易存活下來，換言之，常駐菌也有助人體免於有害菌的威脅。除此之外，有部分的細菌，例如表皮葡萄球菌會製造甘油，據說可加強皮膚的屏障機能。如同上述，常駐

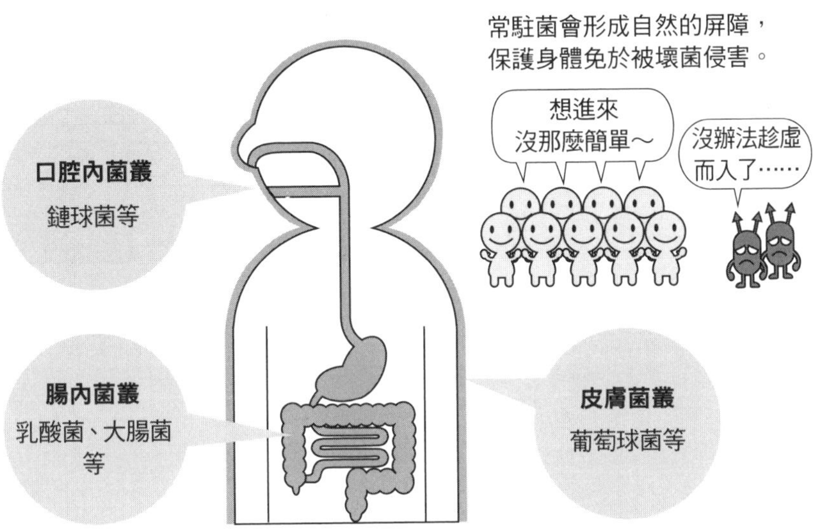

圖1-9　常駐菌對身體的健康至關重要

菌對人體能發揮許多正面效益，對於健康的維持功不可沒。如同本章開頭提過的物理性屏障和化學性屏障，常駐菌則是扮演著生物性屏障的角色，與前面兩項共同發揮免疫機能（圖1－9）。那麼，常駐菌為何能存在於人體呢？如同前述，在身體引發疾病的細菌若突破組織的屏障進入體內，正常的防禦機制是先促使免疫系統活化，再排除細菌。不過，常駐菌僅棲息在身體的表層，不會進入體內。腸道和皮膚，都存在著由黏液和上皮細胞組成的屏障，而常駐菌就棲息在屏障之上（腸道是從口鼻進入身體之物的抵達處，和皮膚都是最直接與外界接觸的組織，所也稱為「連接內外」的器官）。因此，只要屏障沒有受到破壞，異物就無法侵入組織。簡單來說，常駐菌天生就定居在不容易遇到免疫細胞的地方。另外，上皮細胞會製造名為抗菌肽（由十個～幾十個胺基酸組成的鏈狀物質）的殺菌性物質。萬一細菌真的入侵，抗菌肽會直接攻擊細菌，使細菌不會繼續增加。

如同上述，身體的表面和內腔有各種細菌常駐，以數量而言，據說約有一千兆個，且重達約一公斤以上。另外，身體有一套機制，讓常駐菌不會侵入體內，不僅如此，還能幫忙排除其他入侵體內的細菌。談到這裡，不禁讓我聯想到最近很流行的各種「抗菌產品」，不知道實際上能發揮多少保護力呢？

畢竟我們的手還有口腔都存在著無數細菌，所以就我個人的觀點來看，市售的各種抗菌產品，效果恐怕不如預期。包括號稱能吸附病毒的空氣清淨機、宣稱能殺死細菌和病毒的噴霧等。我們的身體存在著大量常駐菌，而且它們對維持身體健康也扮演著重要角色，所以一提到細菌就想趕盡殺絕是無謂之舉。當然，如果基於這個出發點對環境的衛生毫不講究，那就本末倒置了。

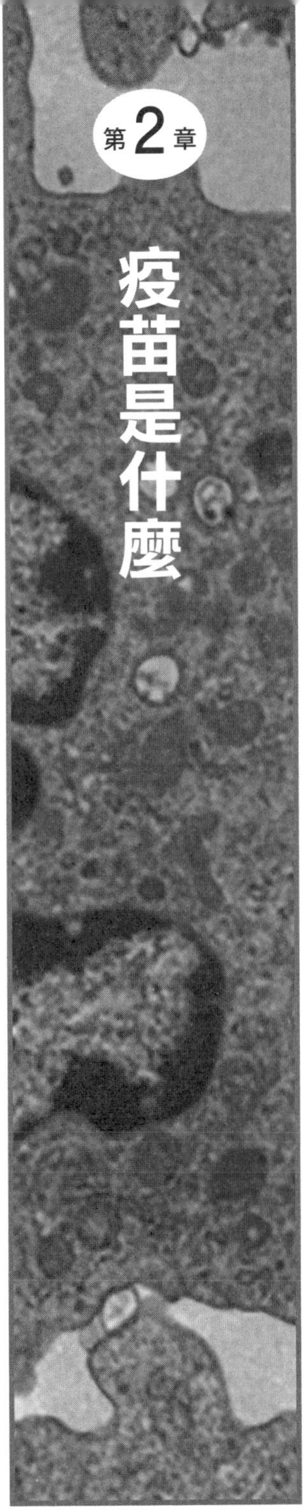

第2章 疫苗是什麼

如同第1章所述，我們的身體天生具備巧妙的機制，有能力逐出體內的病原體。然而，有時我們的身體未必會對某些種類的病原體順利做出反應，將之驅除。這種情況就是細菌和病原引發的傳染疾病。回顧人類的歷史，傳染疾病向來對我們的生活影響甚鉅。舉例而言，由英國研究學者以英語所寫的《World Atlas of Epidemic Diseases》（傳染病的世界地圖），書中便詳細記錄了發生於距今約一百四十年前的南太平洋的斐濟群島上，因「感染麻疹而造成的悲劇※1」，內容相當駭人。

事件始於一八七五年一月，斐濟國王與他的兩個兒子一起參訪澳洲雪梨。斐濟國王本人在雪梨當地感染了麻疹。好在國王沒多久就痊癒了，但是兩位王子也馬上被傳染了。不幸的是，他們決定立刻啟程回到斐濟。從歸國後的隔日起連續十天，全島為了慶祝皇室歸國，舉國同歡，舉辦了好幾次宴會。斐濟全國由斐濟群島所組成，所以有多位族長各自從自己所屬的島前往首都所在的島，彼此聚集一堂，與眾同樂。等到宴會結束，族長們又各自回到自己的島上。正如星火燎原這句成語，麻疹迅速蔓延每個島，斐濟全國也難逃被病毒席捲的命運。結果，當時大約十五萬的人口中，竟然約有四萬人，相當於全國人口的四分之一不幸身亡。

從這個記錄我們不難領教麻疹的傳染威力有多麼強大。不過，物換星移，現在的人類不會因麻疹而迎接同樣的悲劇了。首先，當時的營養與衛生狀態與今天當然是不可同日而語（我們的免疫力也比以前的人好很多），而且麻疹疫苗早已問世，我們自然能免除感染的風險。麻疹疫苗的效果十分優異，只要接種了兩劑，將近百分之百的人都能夠免疫，而且大部分的人在往後的幾年都不會罹患麻疹。此外，只要大多數的人接種此疫苗，就能夠達到群體免疫的效果，把麻疹病毒擴散出去的可能性降到極低。事實上，在國民營養狀態良好，包含疫苗接種等醫療量能完備的先進國家，麻疹的死亡率趨近於零，僅有百分之零點一[※2]。不論是誰，今天在日本感染了麻疹，也絕對不會面臨前述在斐濟島上發生的悲慘命運（不過，在執筆本書的二〇一九年秋季，日本持續傳出輕微的麻疹疫情，讓人擔心會不會影響到二〇二〇年的東奧……）。

話說回來，疫苗究竟是什麼呢？

簡單來說，疫苗是一種將病原體或細菌毒素的力量削弱或無毒化的人工合成製劑。它的作用是喚醒免疫機制，使身體增加對病原體的抵抗力。目的是預防感染，而且針對不同的傳染疾病，各有不同的疫苗。如同之後在第5章會詳細提到，疫苗透過刺激先天免疫系統和後天免疫系統而發揮其效果。其中特別重要的是讓後天免疫系統產生免疫記憶，藉此製造出「待機狀態」，讓免疫細胞能夠針對特定病原體迅速反應。

為了預防被病原體感染所接種的疫苗稱為「預防接種」。不過，如稍後在第7章所述，最近接種的疫苗，有些和病原體感染無關，而是為了改善特定狀態而施打。癌症疫苗即為其中一例，如果屬於這種情況，就不會稱為預防接種。

圖2－1是把疾病自然發生時的免疫反應，與接種疫苗後得到的反應做一對比的圖表，由此可看出兩者的關係。從此圖表可以看出，所謂的接種疫苗，目標在於產生與實際罹患疾病時獲得的同樣效果（即對疾病的抵抗力）。

疫苗的英語是Vaccine，「vac」的語源是拉丁語的「牛」（Vacca），由此我們可以一窺疫苗的歷史。

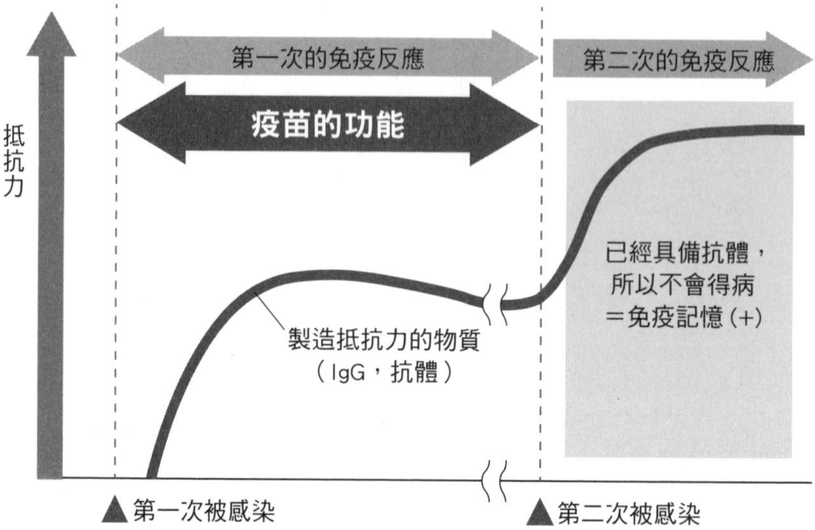

活性疫苗是模擬初次感染，企圖製造出與患病時獲得的同樣效果（即對疾病的抵抗力）的疫苗。

圖2-1　疫苗提供的是對疾病的抵抗力

2-1 疫苗的機制

相信很多人都知道，我們目前使用的疫苗，最早可追溯到一七九六年，由英國醫生愛德華・金納透過「把含有牛痘的膿汁塗抹在人的傷口，從此就不會得到天花」而發明了最初的疫苗。不過，印度和中國早從十六世紀開始，似乎已經知道把天花患者的膿汁經過乾燥，使其毒性減弱，再接種到其他人身上，接種者罹患天花的機率就會大幅降低，即使受到感染也是輕症※3。但是，有時接種了膿汁的人還是會罹患嚴重的天花，嚴重者甚至會喪命。

相較於此，金納發現擠牛奶的女工還是會感染牛痘，但只要得過一次牛痘，就不會得到天花。因此，他從得過牛痘的牛隻皮膚的水泡取出汁液，用以取代天花患者的膿汁，接種在人身上。金納將這種種痘的方法稱為vaccine inoculation（接種來自牛的物質），也成為vaccination（疫苗接種）的語源。之後，這個方法逐漸普及於各地；拜此所賜，天花患者也逐漸絕跡，到了一九八〇年，WHO（世界衛生組織）發布人類戰勝天花的勝利宣言。

我小時候讀過的偉人傳記，書中描述的內容是金納先生把從牛痘抽出的成分接種在自己兒子身上，我記得讀到這裡時，因為吃驚還忍不住「咦」了一聲。沒想到長大後才知道，實際上他接種的對象據說是傭人的兒子……。雖然知道這件事對我的衝擊性比當初更大，不過好在最後的結果令人欣慰，我想我們也無需計較太多了。

其實，之後還發生一件更讓人難以置信的事。金納醫生把使用牛痘的種痘效果整理成一篇論文，向當時英國的頂尖科學期刊《Philosophical Transactions》投稿。不料，這篇論文被對方判定為實驗的證據不夠充分，最後連審查者的評論也付之闕如，直接不被錄用（一般會有兩位審查員審核投稿的論文，針對論文的正確性做出評論。最後交由總編輯審查，做出錄用與否的決定）。雖然我們無從得知原因是否在於對方認為這只是一介無名醫生的投稿論文罷了，或者出於其他理由，總之，金納醫生只好加入新的數據資料，重新整理了論文的內容。但他這次選擇了自費出版，而不是向同一家期刊再次投稿。幸好皇天不負苦心人，因為他的論文閱讀者眾，種痘的方法也因此推廣到全世界[※4]。金納醫生遇到的狀況如果發生在今天，等同於諾貝爾獎得主等級的論文被頂級期刊打回票。事實上，因業界頂級的編輯和審查者未能看出真正價值，投稿論文因而不被錄用的情況至今時有所聞，各種小道消息也偷偷在學者之間迅速流傳。我本人有時也會接到來自國際期刊的委託，負責審查論文，而我一向秉持兢兢業業的態度進行審查，深怕誤判了研究成果的價值。

金納醫生使用的「天花疫苗」，是含有牛痘病毒的牛組織液，是從受到感染的動物身上取得。之後，根據法國的路易．巴斯德（一八二二至一八九五年）和德國的羅伯．科霍（一八四三至一九一〇年）的研究，已經建立以人工方式在動物體內或試管中增加細菌和病毒的技術。其中包括巴斯德把病原體接種到人以外的動物，再從感染組織回收病原體。他也發現了回收的病原體，感染力不如原來的病原體。因此，他讓兔子感染了狂犬病，再取出兔子的脊髓。取出的脊髓經乾燥後磨碎，病原體的感染力也隨之減弱。

接著，他把兔子的脊髓接種在人身上，經過反覆操作，病毒的毒性也不斷減弱。最後，他首度向世界展示，向人體接種以含有微弱病毒的新鮮感染組織製成的疫苗，能夠預防狂犬病發的成果[※5]。當時是一八八五年，以現代的眼光來看，就是全世界第一支活性減毒疫苗。不過，巴斯德並不知道狂犬病的病原體是病毒，也尚未掌握如何利用含有病原體的物質，使免疫動物產生抵抗力的機制。

另一方面，遠赴德國，在科霍的研究室留學的北里柴三郎（一八五二至一九三一年）則成功地在試管內培養出當時被歐洲視為不治之症的破傷風病原菌。接著，他假設過濾的培養液中含有破傷風菌的毒素，因此試著把培養液的過濾液注射到兔子體內。結果發現，如果過濾液的投予量過多會造成兔子死亡，但過濾液如果經過稀釋，降低毒性，兔子就會存活下來。接下來，他把從存活的兔子身上提取的血清（使血液凝固後所得到的液體成分），注射到其他兔子身上。結果發現即使投予的是毒素，被注射血清的兔子依然存活。基於這一點，北里判斷免疫動物的血清中含有「抗毒素」（相當於現在所說的「抗體」）。

因此，他繼續以兔子為實驗對象，把在當時同樣被視為重大傳染疾病的白喉血清注射到兔子體內。為了進行這項實驗，他需要得到埃米爾·阿道夫·馮·貝林（一八五四至一九一七年）的協助。對方是他的同事，從更早之前便開始研究白喉。不過，兩人攜手合作後，實驗結果果真如同北里的預測，對受試動物投予對白喉免疫的兔子血清，能有效預防白喉。貝林也因此在一九〇一年獲頒第一屆諾貝爾生理醫學獎。

但不知為何，北里卻沒有得到獲獎的榮耀。或許是當時還沒有共同獲獎制（事實上，直到一九〇六年，諾貝爾生理醫學獎都沒有共同獲獎的得主），也或許是論文的第一作者是已在德國享有盛名的貝林，當然，也可能是基於其他理由。總之，雖然議論紛紛，但真正的原因沒有人知曉。

之後，曾經與貝林共事的保羅・埃爾利希（一八五四至一九一五年），發現這種被稱為抗毒素的物質就是「抗體」。換言之，病原體就是「抗原」，而能夠針對病原體賦予抵抗性的物質就是所謂的「抗體」。走到這一步，近代免疫學的基本概念可謂已經成形。埃爾利希也憑藉著他在免疫學上的開創性研究，在一九〇八年榮獲了諾貝爾生理醫學獎。

之後，疫苗開發的進展迅速，各種疫苗紛紛問世。包括黑死病（一八九七年）、百日咳（一九二六年）、結核（一九二七年）、黃熱病（一九三二年）、斑疹傷寒（一九三七年）、流行性感冒（一九四五年）、脊髓灰白質炎（小兒麻痺，一九五二

1	麻疹	8	破傷風	15	E型肝炎	22	輪狀病毒感染
2	德國麻疹	9	A型肝炎	16	脊髓灰白質炎（小兒麻痺）	23	黃熱病
3	霍亂	10	百日咳	17	森林腦炎	24	日本腦炎
4	腦膜炎	11	結核	18	Hib感染症	25	瘧疾
5	流行性感冒	12	B型肝炎	19	狂犬病	26	登革熱
6	白喉	13	肺炎鏈球菌感染症	20	水痘、帶狀皰疹		
7	流行性腮腺炎（耳下腺炎）	14	傷寒	21	人類乳突病毒感染		

表2-1　WHO列舉的可透過疫苗預防的疾病（VPD：vaccine preventable disease）一覽表

年）、日本腦炎（一九五四年）、麻疹（一九六四年）、流行性腮腺炎（一九六七年）、德國麻疹（一九七〇年）、水痘（一九七四年）、肺炎鏈球菌（一九七七年）、髓膜炎菌（一九七八年）、B型肝炎（一九八一年）、流感嗜血桿菌（Hib，一九八五年）、A型肝炎（一九九二年）、輪狀病毒（一九九八年）等。當然，疫苗對於預防感染症的有效性也完全得到確認。目前把能夠透過疫苗預防的疾病稱為VPD（vaccine preventable disease）。表2－1所列舉的疾病，就是WHO指定的二十六種ＶＰＤ。其中有些疫苗的效果並不完全，但大多數都能產生良好的預防效果，因此ＷＨＯ也持續推廣，致力讓世界各地的孩子都能接種這些疫苗。

接下來為各位解說幾個容易混淆的用語。在ＶＰＤ一覽表，Ｈｉｂ感染症也名列其中。這是由ｂ型流行性感冒嗜血桿菌引起的疾病，看到ｂ型流行性感冒嗜血桿菌，容易讓人想到流感病毒，但兩者是完全不同的微生物。

簡單來說，前者是細菌，後者則是病毒。流行性感冒嗜血桿菌的學名是Haemophilus influenzae。因為研究報告指出它是十九世紀流感大流行的病原菌，所以名稱中出現了流行性感冒。事實上，它並不是引起流感的細菌。

在流行性感冒嗜血桿菌中被分類為ｂ型的細菌，全名可縮寫成Ｈｉｂ，因此，一般都以這個簡稱稱呼ｂ型流行性感冒嗜血桿菌。它有可能讓嬰幼兒感染髓膜炎、肺炎等嚴重傳染疾病，千萬不可掉以輕心。Ｈｉｂ疫苗已經問世，在日本，也是各縣市公費疫苗的定期接種項目之一。有關這點，留待第3章再次說明。

2-2 不活化疫苗和活性疫苗——優點與缺點

現行的疫苗可分為：①活性疫苗、②不活化疫苗、③類毒素疫苗三大類型。另外，隨著科技進步，最近也開發出：④基因疫苗、⑤多醣體疫苗這兩種新型疫苗。以下為各位分析每一種疫苗的優缺點。

首先是活性疫苗，因為用的是活的病原體，所以稱為「活」性疫苗。但是，如果使用活動力旺盛的「活」病原體，很可能會引發真正的感染，所以這類疫苗會先將病原體進行減毒處理，以降低其感染性。至於如何以人為方式降低病原體的感染性，方法包括在弱化病原體的條件下培養或藉由基因改造削弱病原體的毒性。目前使用的活性減毒疫苗包括BCG、麻疹、德國麻疹、流行性腮腺炎、水痘等疫苗。上述疫苗因為含有經過減毒處理的病原體，一旦進入體內，只會引起輕微的感染。最後在接近一般感染的狀態下，喚起身體的抵抗力。簡單來說，就是藉由讓身體處於類似生病的狀態，使免疫系統得到刺激（即得到抵抗力），這是此類型疫苗的一大優點。

相對地，這類疫苗也有缺點。因為病原體仍殘留少許感染力，當接種者本身的抵抗力下降時，偶爾會引起嚴重程度等同於真正生病的感染。

以日本為例，從一九六四年到二〇一二年止，孩童們所使用的小兒麻痺口服疫苗，都是經過減毒處理的活性疫苗。這種疫苗能讓健康的人體順利產生免疫反應，所以這幾十年來，自然感染小兒麻痺的病例幾乎在日本絕跡了。但是，實際上也曾發生口服疫苗之後，卻還是感染小兒麻痺病毒，出現麻痺等症狀的不幸案例。雖然是每四百四十萬次的投予中會有一例的極低頻率※6，但曾經發生是不爭的事實。原本是為了預防而接種的疫苗，如果打了反而發病就得不償失了。另外，也曾發生過口服疫苗的孩子本人沒事，但從糞便排泄出來的小兒麻痺病毒菌卻恢復為高致病性，導致同住的家人受到感染，出現小兒麻痺症的症狀（五百八十萬次的投予中有一例）。有鑑於此，從二〇一二年的下半年開始，小兒麻痺疫苗已全面從原本的活性口服疫苗，改為注射不活化（病毒已被殺死）的疫苗。

接著來談談不活化疫苗，意思就是已經讓病原體喪失感染能力的疫苗。為了使病原體失去活性，方法包括加熱、以紫外線照射、以福馬林或苯酚等藥劑處理等。百日咳、Hib、日本腦炎、流感、A型肝炎、不活化小兒麻痺疫苗等，都屬於不活化疫苗。這些疫苗的病原體已經失去了感染活性，所以接種後傳染疾病的可能性很低，但一開始這些病原體必須在試管內或雞蛋中繁殖，製造上較為耗時。

這些疫苗的共通問題點是，不會在體內增加，所以無法單靠一劑刺激出足夠的免疫反應。因此，這些疫苗不但需要添加名為「免疫佐劑」的免疫增強劑，一般也需要接種好幾次（以小兒麻痺疫苗為例，活性疫苗只需接種兩劑，但如果是不活化疫苗，則需要接種四劑）。

免疫佐劑的英文是adjuvant，是源自拉丁語的詞彙。ad-是加、-juv-是幫助、-ant是物質的意思。簡單來說，就是和疫苗一起投予，有助疫苗效果增加的免疫輔助物質。添加免疫佐劑能加強疫苗的免疫效果，相對地，就能減少加入疫苗的抗原劑量，或者減少投予的次數。

另一方面，免疫佐劑對身體的免疫系統（尤其是先天免疫系統）會造成強烈的刺激，並在局部製造出促發炎細胞激素，所以接種部位會變得紅腫、熱痛，甚至有時會全身發熱，這點也是疫苗的缺點。但是如果不加免疫佐劑，不活化疫苗的效果就會打折扣，因此，製藥廠正如火如荼加速研發副作用較小的免疫佐劑。

目前最普遍使用的免疫佐劑是鋁鹽，它的副作用比其他免疫佐劑來得小。即使如此，還是有可能出現注射部位疼痛、發燒、疲倦等副作用。表2-2列舉的是現行疫苗使用的免疫佐劑種類※7。有關免疫佐劑的作用機制，我將在第5章詳細說明。

添加免疫佐劑的疫苗	免疫佐劑的種類
A型肝炎	鋁鹽
B型肝炎	鋁鹽
傷寒、破傷風、百日咳的混合疫苗（DTaP、Tdap）	鋁鹽
Hib	鋁鹽
人類乳突病毒疫苗（HPV）	鋁鹽或AS-04（鋁鹽和單磷酸化之脂質A）
結合型肺炎鏈球菌疫苗	鋁鹽
A型流感（H1N1病毒株）	MF59（水包油型的乳液） AS-03（水包油型的乳液）

表2-2　添加免疫佐劑的疫苗與免疫佐劑的種類

其次是類毒素疫苗。類毒素的英文toxoid，tox-是毒，-oid是擬似物，也就是類似毒素的物質。所謂的類毒素就是以化學物質處理病原體的毒素，在保留刺激免疫系統能力的情況下，將毒性去除的物質，白喉和破傷風疫苗皆屬於此類。不過，它預防的不是受到感染，而是抑制引致感染的病原體製造的毒素發揮作用，所以它的目的在於預防個體發病。無法預防感染固然是類毒素疫苗的缺點，但是它能夠刺激免疫系統很長一段時間，達到預防發病的目的，這也是它的一大優點。

接著是基因疫苗，它是一種從病原體取出與感染相關的基因，再將之導入名為表現型細胞的細胞株，使其製造蛋白質次單元（有些蛋白質由好幾個可分離的成分所組成，每一部分稱為次單元，簡單來說就是蛋白質的一部分）。蛋白質次單元經過精製與各種處理，可當作疫苗。B型肝炎和帶狀皰疹的疫苗皆屬於此型。

基因疫苗的優點是僅使用與感染相關的蛋白質次單元，所以疫苗本身不具感染性（即不包含複製病原體所需的必要部分），而且只要有表現型細胞株，疫苗的製程就可以完全在試管內進行（即不需要利用雞蛋等製造病原體），所以生產所需的時間較短。

最後是多醣體疫苗。多醣由葡萄糖、半乳糖等單醣連接而成。有些種類的細菌，其細胞壁存在著具備促使體內產生免疫反應的多醣體，所以可以運用在疫苗的製作。接種這類疫苗，可以誘導體內形成針對細菌的多醣體抗體，進而達到預防細菌感染的目的。

問題是在各種淋巴球中，多醣體唯一能夠刺激的只有B細胞，而且B細胞在受到刺激後，生產抗體達一段時間後就會死亡。因此，必須以某種蛋白質當作載體，讓它與多醣體結合（所謂的載體，就是吸附、固定其他物質的基底物質。以現在而言，蛋白質就是吸附、固定多醣體的基底）。如此一來，這個載體蛋白就會刺激T細胞，而T細胞又會促成B細胞的生存、分化，所以受到多醣體刺激的B細胞，就能夠長時間製造抗體。

應用此原理製造的疫苗包括肺炎鏈球菌疫苗、髓膜炎菌疫苗、b型嗜血桿菌疫苗等。這些疫苗也屬於不活化疫苗的一種，相對來說較為安全，但是病原體不會在體內增加（嚴格來說，多醣體蛋白質結合型疫苗也是一種不活化疫苗），以上的內容已彙整成表2－3。

疫苗除了抗原溶液（含有病原體和它的一部分溶液）和免疫佐劑，有些還添加了防腐劑，目的是預防被細菌汙染。為了方便各位閱讀，成分中包含防腐劑的疫苗種類則彙整於表2－4。其中有一種在歐美曾造成問題的是硫柳汞，原因在於硫柳汞在體內分解後會產生有機汞化合物，恐有影響健康的疑慮。但是，透過截至目前為止的調查顯示，以添加於疫苗的濃度而言，並未發現有害人體的情況，因此判斷它並非造成疫苗副作用的原因。不過，基於防腐劑最好能免則免的市場需求，最近不含硫柳汞的疫苗也逐漸增加了。

	活性疫苗	不活化疫苗	類病毒疫苗	基因疫苗	多醣體疫苗
特徵	以人為方式降低活病原體的感染性（毒性）所製成。	將病原體經過處理，使其喪失感染能力，只保留刺激免疫反應的成分。有些僅使用病原體的一部分。	將病原體的毒素經過處理以去除，只保留其刺激免疫反應的能力。	以基因工程技術把病原體的基因導入表現型細胞，使其製造可誘發免疫系統產生抗體的次單位蛋白質。	將病原體細胞壁的多醣體經過精製，使其與蛋白質結合而成的疫苗。
所屬疫苗	BCG、小兒麻痺、麻疹、德國麻疹、腮腺炎、水痘等。	百日咳、Hib、日本腦炎、流感、A型肝炎、小兒麻痺等。	白喉、破傷風等。	B型肝炎、帶狀皰疹。	肺炎鏈球菌、髓膜炎、Hib。
優點	・可獲得與病發時同等效力的免疫效果。 ・效果持續時間長。 ・可減少接種次數。	・不會引起感染，安全性高。 ・穩定性高，保存性佳。	・不會引起感染，安全性高。 ・免疫效果佳。 ・穩定性高，保存性亦佳。	・不會引起感染，安全性高。 ・穩定性高，保存性佳。 ・製作上不需要使用雞蛋，所需時間相對較短。	・不會引起感染，安全性高。 ・穩定性高，保存性佳。
缺點	・有極低的機率發病。 ・為了培養病原體而使用雞蛋，製作上較為耗時。	・需接種多次。 ・效果維持時間短。 ・大多會添加免疫佐劑，可能引起局部出現強烈反應。	・作用不是預防被病原體感染。	・需接種多次。 ・效果維持時間短。 ・大多會添加免疫佐劑，可能引起局部出現強烈反應。	・需接種多次。 ・效果維持時間短。 ・大多會添加免疫佐劑，可能引起局部出現強烈反應。

表2-3　疫苗的種類

防腐劑	疫苗
苯酚	腸病毒、多醣體肺炎鏈球菌。
苯扎氯銨	炭疽。
苯氧乙醇	不活化小兒麻痺疫苗。
硫柳汞	一部分的流感疫苗、百日咳·傷寒·破傷風混合疫苗。

表2-4　疫苗中含有的防腐劑

2-3 如何接種疫苗

疫苗接種途徑包括皮下注射、肌肉注射、經鼻腔投予、口服等（圖2-2）。

以注射來說，在日本，幾乎所有的疫苗皆採皮下注射，把疫苗注射在肌肉內的僅有少部分。相較之下，日本以外的國家，幾乎所有的疫苗都是採肌肉注射。不論是皮下注射還是肌肉注射，和靜脈注射相比，投予物質都比較容易停留在組織，緩慢吸收，是一種能夠緩慢且持續刺激免疫系統的適當方法。

既然如此，日本為何反其道而行，選擇皮下注射為主流呢？這種作法似乎有其歷史緣由。總之，一九七〇年代的日本，小兒科醫生經常採取注射在大腿肌肉的方式，對病童投予高滲透壓、高酸性的

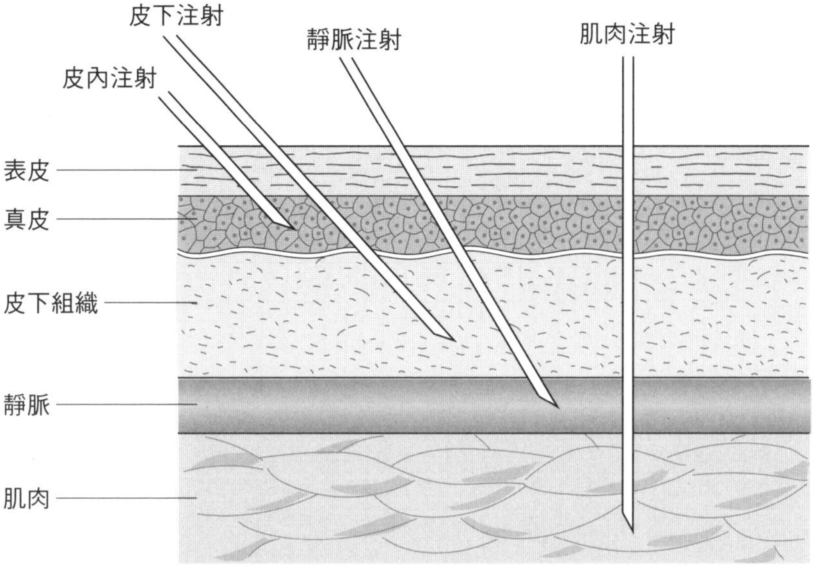

在日本，幾乎所有的疫苗都採皮下注射，但海外卻幾乎都是肌肉注射。

圖2-2　疫苗的接種與途徑

退燒藥和抗菌劑，造成大腿的肌肉受到損傷，引發多起大腿四頭肌肉攣縮（因為大腿的肌肉組織受損，導致肌肉僵硬短縮，陷入無法充分發揮機能的狀態）的病例，甚至引發社會問題。

從此之後，日本便傾向避免對孩童進行肌肉注射。不過，最近已有人指出，不論肌肉注射還是皮下注射，誘發免應反應的機率都差不多，而且和皮下注射相比，肌肉注射的局部反應較小，原因是肌肉注射之後，發生反應的部位和皮下注射相比，距離皮膚更遠，所以較不易出現皮膚紅

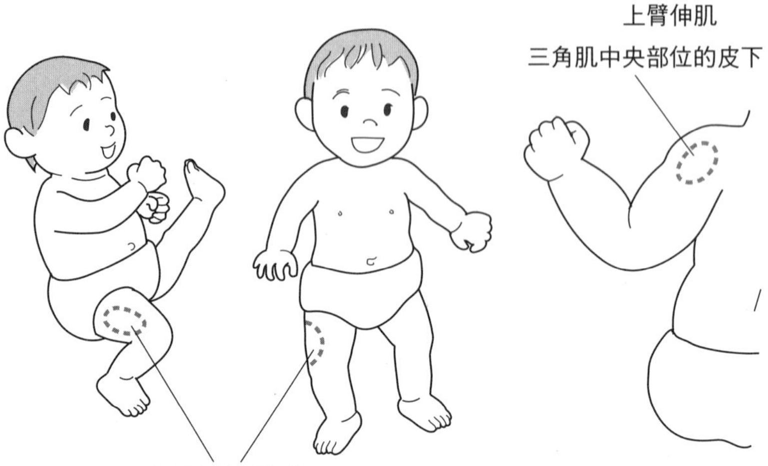

引用自中野貴司《預防接種的解惑指南》（※9），有部分更改。

圖2-3　疫苗的注射部位

腫、硬結、肉芽腫形成等局部反應。這點在注射不含免疫佐劑的不活化疫苗時尤其顯著。

除此之外，和皮下組織相比，肌肉組織的容量較大，吸收速度多少也快一些，所以即使注射液的量多一點也不會造成問題（皮下注射最多不可超過二毫升，但肌肉注射最多可容許到五毫升）。而且如果注射部位是肌肉，即使注射的是水性的懸濁液和油性的藥劑也不會受影響。多數疫苗的pH極接近中性，滲透壓也接近人體生理上的滲透壓，所以採取肌肉注射也不會特別有問題。日本小兒科學會目前已經針對何謂正確的肌肉注射法，公布詳細的接種指南※8。

現行的肌肉注射，通常都是注射在上臂的三角肌或大腿的前外側部位（圖2-3）。另一方面，臀部因為脂肪多，也是坐骨神經之類的大神經通道，所以被視為不適合的接種部位（脂肪組織的血管和淋巴管較少，所以注射液無法被充分吸收）。

曾經有人問我皮下注射和肌肉注射哪個比較痛？其實採取這兩種注射方式，注射針都要通過密布神經的表皮，所以我想疼痛的程度應該是不分上下。如果真的很怕痛，不如關心注射針頭是怎麼插進皮膚的。如果幫自己注射的是操作熟練的人，針頭只會在一瞬間穿刺皮膚，幾乎不會感覺疼痛，但是如果對方對操作技術不熟練（技術差的人），扎針時不夠快、狠、準，就比較容易覺得痛了。

話說回來，不論注射的技術再好，還是會感覺輕微的疼痛。我聽過有些父母告訴孩子「打疫苗一點都不痛，別怕」，但這是不折不扣的謊話。語帶威脅地告訴孩子「你要是不乖，就帶你去醫院打針」，則會讓孩子對打針心生恐懼，是最糟糕的作法。不如向孩子據實以告「像被蚊子叮到一樣有一點點痛，忍耐一下就過去了」。另外，注射時產生的疼痛強度，或許和疫苗種類的關係更大，而不是注射部位。有位小兒科醫生曾在文章中提到※10，若論注射的「疼痛程度」（即小朋友哭泣的比例），據說不活化的小兒麻痺疫苗、腮腺炎疫苗、水痘、流感疫苗屬於低度疼痛，肺炎鏈球菌疫苗是中度疼痛，而Hib和子宮頸疫苗則是相當疼痛，或許注射疼痛程度會依疫苗含有的成分而有高低之分吧。

2-4 疫苗由什麼人製作，所需的費用和時間又是多少

負責製作疫苗的是哪些人呢？另外，從開發、生產到銷售，又需要耗費多少時間呢？

以日本而言，疫苗都是由特定的公司銷售。大多數的疫苗都是在日本國內生產，不過其中有一部分（Hib、肺炎鏈球菌、子宮頸癌疫苗）則是仰賴進口。

那麼，要開發與生產一支疫苗，需要多少研發時間與經費呢？首先是費用，為了製造疫苗，所耗費的金額相當可觀。原因之一是製造疫苗的基礎材料，也就是病毒和細菌，必須隨時以一定的條件，使其在維持活性的狀態下不斷增生。尤其是病毒，無法單獨增生，必須先讓它感染雞胚胎蛋或透過細胞培養。但是，為了在相同條件下量產一定規格的產品，需要經過嚴密規範與管理的環境與設備。

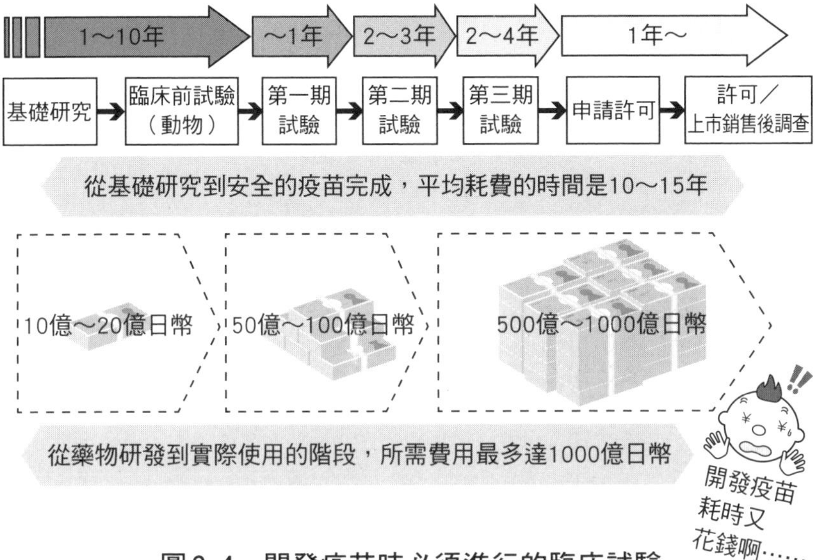

圖2–4　開發疫苗時必須進行的臨床試驗

此外，就算製造出這些候選物質，有時也未必能符合期待，無法在人體順利誘發免疫反應。或者是雖然誘發出充分的免疫反應，但連有害的反應也一併產生，讓人困擾不已。

這些效力試驗和安全性試驗，一開始是以動物為實驗對象，但到了良好的候選疫苗已經完成的階段，下一步必須進行人體臨床試驗。此臨床試驗從第一期到第三期共分為三期，而受試者的人數必須呈階段性增加（圖2－4）。

首先在第一期試驗中，一百名以下的受試者參加的是為期一年之內的初期安全性與免疫強度的試驗。如果在這個階段得到良好的結果，接著會進入第二期試驗。參加第二期的受試者人數增加為數百名，試驗的目的除了再度測驗疫苗的安全性，也會改變投予量以測試免疫的強度，整個試驗達二至三年。最後是第三期試驗，這是受試者達幾千名的大規模安全性試驗與有效性試驗，通常為期二至四年。光是進行上述的臨床試驗，就需要耗費數百億日幣和好幾年的時間。

所以，如果從藥物開發的時間點算起，為了製作一支安全又有效的疫苗，平均需要十至十五年的時間，所需費用最多達一千億日幣[※11]。

但是，就算品質良好無虞的疫苗已經完成，從在工廠生產直到上市，還需要一段時間。一般而言，疫苗的原液製造後，必須在工廠進行品質管理試驗，再經過日本查驗機關審查，這兩項流程的所需時間是數十個星期。接著，把原液充填至小瓶後，必須經過二十週以上，才能完成品質管理試驗和國家機關的檢驗審查。如此一來一往之下，在工廠生產的疫苗需要一至二年才能出貨（唯一的例外是流感疫苗，因為每年選用的病毒株都不一樣，藥廠們都會趕工生產）。再加上也不知道疫苗因應的傳染疾病何時會開始流行，所以藥廠一定要保持一定數量的原液庫存。但是，最難克服的問題是疫苗的保存期限很短，無法一次儲備太多。

一般的醫療藥品，在未開封且保存條件適當的情況下，有效期間大約是三年。但是，大多數疫苗有效期間只有一至二年。而且，它的有效期間並非從檢驗封緘開始計算，而是從原液充填於小瓶的日期開始算。換句話說，疫苗在製造上花的時間愈多，有效期間就變得更短。

因為如此，日本的大型製藥公司很難從製造到銷售都一手包辦。大多採用由小型製藥公司生產，大型製藥公司負責銷售的模式。或許是基於這樣的理由，放眼全球的疫苗市場，日本的公司算是少數族群，來自海外的大型製藥公司，市占率約達九成（默克、輝瑞、葛蘭素史克、賽諾菲）。

如同上述，開發疫苗既耗時又花錢，但一旦有好的產品問世，全世界都會趨之若鶩，同時造福無數人群。舉例而言，根據某項統計，從二〇一〇年到二〇二〇年這十年間，透過疫苗因而得救的人約有二千五百萬人[※12]，真的是很偉大的成就。當然，疫苗本身也為藥廠帶來高額獲利。舉例而言，光是二〇一〇年，就有好幾支疫苗銷售額超過一千億日幣[※11]。

聽到要開發一支疫苗，所需費用約為幾百億至一千億日幣，相信很多人都會露出不可思議的表情，覺得難以置信。話說回來，雖然我不知道舉這樣的例子是否恰當，但日本人其實在某些地方也很捨得花大錢。像是柏青哥產業的年營業額竟然高達十五兆日幣，和日本政府在科學研究提撥的總年度預算是約二千一百億日幣一比，就可以知道這個數字是多麼驚人了。換言之，投入在柏青哥產業的資金，比政府挹注在科學研究的經費多達七十倍以上。看到十五兆日幣這個數字，即使開發一支疫苗需要耗費數百億日幣，我也不會覺得離譜了。我對柏青哥產業並不了解，但就我個人而言，如果能把這個產業的一部分資金，用於科學振興和疫苗開發，該是多麼令人歡欣鼓舞的事啊！如果能夠實現，或許日本每年就能在全球推出好幾支新疫苗了。

最後還有一點，疫苗從製造到銷售這段時間，為了確保其安全性與信賴性，需要進行嚴密的審查。以日本的情況來說，製造廠商出於企業社會責任，會進行試驗和檢查（自家試驗），之後再依序經過（獨立行政法人）醫藥品醫療機器綜合機構（ＰＭＤＡ）、厚生勞動省、國立感染症研究所的審查與調查。最後，還是要由國立感染症研究所針對批次生產疫苗的有效性和安全性進行最終確認，唯有通過檢驗的國家檢驗合格品，才能作為接種之用。

疫苗是一種醫藥品，和一般醫藥品的差異在於，投予的對象不是患者，而是健康的人。而且透過投予和接種所得到的「避免發病」，其實是一種無法親眼證實的效果。因此，疫苗的有用性難以受到認識與重視，而且只要一出現副作用，就會受到社會的廣大指責。

《不要再打疫苗了》[※13]一書的作者母里啟子女士在書中提到「藥只賣給生病的人，但疫苗可以賣給所有的人」。因此她說「為了替疫苗做宣傳所引用的論文，當中的數據有可能捏造和造假」，但是相較於其他醫藥品，疫苗並未明顯有此類情況發生，不如說，我認為這種情況更常見於後面會提到的健康食品與營養輔助食品。

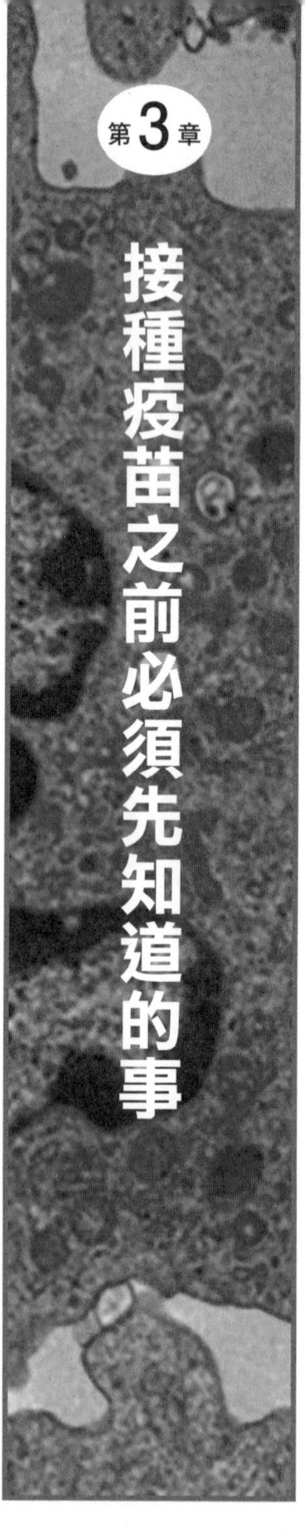

第3章

接種疫苗之前必須先知道的事

在日本接種公費疫苗要遵守很多規定，其中也有些讓人難以理解。此外，有關疫苗的效果和副作用，流傳著各種未經證實的「小道消息」，也不知是真是假。因此，本章為各位分門別類，彙整在接種疫苗之前應該知道的資訊。

3-1 定期接種與任意接種的差異

疫苗可分為「定期接種（常規接種）」和「任意接種」兩類。

所謂的「定期接種」，就是依「預防接種法」所施打的疫苗，接種對象和次數都已固定。而接種費用，則是全部或一部分由各縣市政府的公費負擔。公費疫苗的項目，分為A類和B類（表3－1）。

A類疾病不是感染力強，就是致死率高的疾病，包括傷寒、百日咳、小兒麻痹、破傷風、麻疹、德國麻疹、日本腦炎、結核、Hib感染症、小兒的肺炎鏈球菌感染症、人類乳突病毒感染症（預防子宮頸癌）、水痘、B型肝炎這十三種。把上述十三種疾病稱為需要集體接種的重大傳染疾病也不為過吧，不過，如同後面會提到的，基於有多項報告顯示人類乳突病毒疫苗在接種後會出現副作用，所以厚生勞動省決定「暫時不鼓勵民眾踴躍接種」，而且直到現在仍是如此（有關疫苗的副作用留待後述）。

相對地，屬於B類疾病的流感、成人（尤其是高齡者）的肺炎鏈球菌感染症，則屬於依照個人接種意願以達到預防目的的疾病。不過，針對高齡者的疫苗接種，問題在於高齡者的免疫反應相對較低，所以效果不如預期。關於這點，後面還會進一步說明。

透過表3－2，各位可清楚了解定期預防接種與任意接種的差異。如果因接受定期接種而出現嚴重副作用，如同後述，可能會依據「預防接種法」的法令給予補償。

簡單來說，所謂的「任意接種」，就是前述法律所規定的疾病以外的疫苗接種，原則上是自費。包括流行性腮腺炎、A型肝炎、狂犬病等，都屬於任意接種的疫苗。

	疫苗名稱	劑次	標準的接種時程
A類疾病	卡介苗（BCG）	1劑	出生5～8個月
	B型肝炎	3劑	出生2～9個月
	流感嗜血桿菌	4劑	初次接種是出生2～7個月
	肺炎鏈球菌感染症（嬰幼兒）	4劑	出生2～15個月
	白喉、百日喉、破傷風、小兒麻痺四合一（DPT-IPV）：第1階段 白喉、破傷風（DT）：第2階段	第1階段3劑，再追加1劑。第2階段1劑。共5劑。	第1階段的第1劑是出生3個月～1歲，第4劑在出生後12～18個月。第2階段是11歲。
	日本腦炎：第1階段 第2階段	第1階段2劑，再追加1劑。	第1階段的第1劑是3歲，在4歲追加1劑，9歲再追加1劑。
	水痘	2劑	1～3歲
	麻疹：第1階段 德國麻疹（MR）：第2階段	1劑 1劑	第1階段：1歲，第2階段：5～7歲的學齡前，就讀小學的1年前。
	人類乳突病毒（HPV）（2價） 人類乳突病毒（HPV）（4價）	3劑	中學1年級的女學生
B類疾病	季節性流行性感冒	1劑	65歲以上者、60歲以上但未滿65歲，且免疫力低下者。
	肺炎鏈球菌感染症（高齡者）	1劑	65歲以上者、60歲以上但未滿65歲，且免疫力低下者。

表3–1　日本預防接種制度中的A類疾病與B類疾病

	定期接種的疫苗	任意接種的疫苗
預防接種法中的規定	有	無
費用負擔	原則上是公費	自費（在日本的部分縣市是公費或部分負擔）
副作用產生時的補償	依據預防接種法給予補償	依照醫藥品醫療機器綜合機構（PMDA）的藥品副作用受害救濟制度進行補償

表3-2　定期接種與任意接種的差異

若就字面上的意思，或許有人會以為所謂的「任意接種」，就是「只有想打的人接種就好的疫苗」。事實上，我認為這些都是為了預防疾病的必要疫苗。因此，當身邊有人被感染，或者要出國的時候，我建議各位向熟識的醫師諮詢，考慮自己是否要接種。另外，如果因「任意接種」造成嚴重的健康危害（副作用），可以透過獨立行政法人的醫藥品醫療機器綜合機構（PMDA）所設立的藥品副作用受害救濟制度尋求補償，問題是和「定期接種」相比，救濟措施的給付金額較低，有關這點也留待後述（註：台灣預防接種受害救濟由疾管署辦理）。

32 疫苗接種的時程

「嬰兒的抵抗力很弱」的說法在以前廣為流傳，其實，嬰兒的免疫系統早在母親懷胎期間便開始發展，到了出生時，免疫力已大致發展成熟。問題是新生兒尚未接觸到病原體，不具備免疫記憶，所以當病原體入侵體內，需要一定的時間才能讓免疫系統變得活躍。因此，如果在這段「免疫空窗期」有大量的病原體入侵體內就麻煩了。

為了應付外來的威脅，嬰兒從母親懷胎期間，便已經透過胎盤接收IgG抗體。出生後，也繼續透過母乳，從母親獲得IgA抗體。這兩種抗體相輔相成，在體內建構完備的防禦體系。可惜的是，來自母親的抗體只能發揮短暫的時間，抗體在幾個月後便會被分解，最後消失。除此之外，也不是每個新生兒都喝得到充足的母乳。因此，確實有必要擬定嬰幼兒的傳染病預防對策，這也是嬰幼兒必須一再接種的原因。

以日本的情況而言，嬰兒從滿兩個月後開始接種疫苗。優先接種的是特別容易在嬰幼兒期演變成重症的傳染病疫苗。因此，新生兒幾乎每個月都要接種疫苗。不過，日本規定注射活性疫苗後，必須間隔四週才能接種其他疫苗，至於不活化疫苗則必須間隔六天。這也是為什麼家長三天兩頭就得帶著孩子上小兒科接種疫苗。

為了讓家長們免於舟車勞頓之苦，最近開始實施「同時接種」，也就是同時接種好幾種疫苗（具體來說，就是把好幾支疫苗接種在身體的各個部位，每個部位要保持二點五公分以上的距離，而且每次注射一支）。

只要符合接種年齡，不論是不活化疫苗還是活性疫苗，甚至是兩者的組合，都適用同時接種。舉例而言，假設要接種四種疫苗，如果是以前，就得跑醫院四趟，但現在只要去一次，就能完成四種疫苗的接種，省下三趟來回奔波的時間與費用（不論到醫院幾次，施打的針數都一樣就是了……）。

最近發現選擇同時接種，能夠儘早讓新生兒產生足以面對多種傳染病的免疫力，因此逐漸成為主流。在某些歐美國家，甚至一次接種六至八支疫苗的情況也不少見。

3-3 「同時接種很危險！」是真的嗎？

但是，反對同時接種的聲音也不少。理由是同時接種多種疫苗，對嬰幼兒的免疫系統會造成過度的負擔，或是過度刺激免疫系統，導致運作出現混亂。將疫苗視為洪水猛獸的近藤誠先生，強烈反對同時接種，以下是從他的著作《疫苗副作用的恐怖之處[※1]》

（文藝春秋）節錄的部分內容。

「就孩子成長的觀點而言，從出生後沒有多久便開始接種活的病原體與其死骸，果真是明智的作法嗎？／在以往沒有疫苗的年代，孩子在出生滿六個月之前，幾乎不會得到傳染病，原因是他在母親懷胎期間便獲得「抗體」，而且出生後，從母乳也能得到抗體。／出生後，即使被疾病感染，一次也只會被一種病原體感染。當免疫系統面對單一的病原體，就能精準地發揮作用。免疫系統在逐漸成熟的過程中，也會不斷遇到新的病原體，而免疫系統每一次也能專心應付。一再反覆這樣的過程，孩子的免疫系統就能在水到渠成的情況下一步步發展成熟。／但是現在卻是藉由疫苗，將活的病原體與其死骸強制送入體內。而且又是同時接種，所以淋巴球被迫總動員，以一次應付各種病原體。——如此一來，難道免疫系統還是能正常運作，不會出現混亂嗎？（中略）總結上述內容，同時接種多種疫苗是相當危險的事」。

上述這段內容，到底有幾成是正確的呢？開頭提到，聽起來像是「讓孩子接種活的病原體與其死骸，對其成長會有影響」的說法，指的可能是在美國傳出含汞的疫苗與自閉症的關聯。但是，這完全是無稽之談，疫苗與自閉症根本毫不相關。

以下為各位簡單介紹為何會傳出疫苗與自閉症有關的這起烏龍事件的來龍去脈。一九九八年，英國的腸胃科醫師安德魯．威克菲爾德在國際醫學期刊《The Lancet》（柳葉刀）發表的論文中提到「孩童若接種麻疹、腮腺炎、德國麻疹的混合疫苗（取麻疹的measles、腮腺炎的mumps、德國麻疹的rubella的第一個字母，簡稱為MMR疫苗），將會提高自閉症的發病率[※2]」。此文一出後，立刻引起軒然大波。但後來證實此篇論文引用的是捏造的數據，因此這篇論文不但被《The Lancet》刪除，威克菲爾德本人也被撤銷醫師執照。即使如此，接種疫苗會引發自閉症的謬論已在全世界傳播，誤導了許多人。棘手的是，即便到了今天，主張「反疫苗」的人士間，仍然堅信「疫苗＝自閉症的原因」，儘管這樣的可能性已經被後續的眾多研究完全否定了。

另外，近藤先生表達了「接種活的病原體與其死骸，會影響孩子的成長」的看法[※1]，但這個說法不具科學性。因為這個說法若要成立，前提是嬰幼兒與病原體絕緣，所以一旦接觸到病原體，才會對成長造成影響。事實上，外界存在著無數的細菌與病毒，當然其中或多或少也有一些帶有病原性。

另一項可以推翻這個說法的是，母乳中含有大量的活菌（多的時候可達每一毫升一百萬個），而這些活菌會常駐在嬰幼兒的腸道，形成腸道菌叢[※3]，對免疫系統的發達扮演著功不可沒的角色。嬰兒隨時從母親獲得細菌，藉此刺激免疫系統，促使其發展成熟。由此可見，細菌絕對不是一無是處，例如為了促進嬰幼兒的免疫系統發育，就少不了活菌。

另外，細菌在腸道內棲息的空間有限，通常都被常駐菌叢埋在底下。簡單來說，即使病原性細菌侵入腸道，只要常駐菌叢還在，就無法順利進駐腸道。相反地，如果因濫用抗生素等造成常駐菌叢減少，就會讓病原性細菌有機可趁。

除此之外，就免疫學者的立場而言，有關近藤先生對免疫機制的見解，意即「同時接種導致淋巴球被迫總動員，最後造成免疫系統混亂……」[※1]，很明顯是錯誤的認知。基於多年的基礎醫學、臨床醫學的研究，已經證實我們的免疫系統，即使同時接觸好幾種病原體（或者疫苗），也不會輕易出現混亂。雖然很偶爾會出現例外，但免疫系統內建了好幾道煞車系統，基本上不會隨便失控。

還有一點我們必須知道的是，當一種病原體入侵體內時，只有一部分的淋巴球會做出反應。所以遇到五種病原體或疫苗，表示出動的淋巴球也跟著增加成五倍，絕對沒有免疫系統全體總動員這回事。就算現在一口氣接種了十支疫苗，對免疫系統造成的負擔也相當有限，會受到影響的細胞僅占整個免疫系統的百分之零點一。有關這點，我將在

第5章解說免疫系統的作用方式時一併說明。

不過如同後述，免疫反應的強度因人而異，完全不能一概而論。我們不能否認在芸芸眾生裡，有少數人的免疫反應確實與眾不同。

那麼，透過大規模的流行性病學研究，針對同時接種的問題進行調查之後，所得到的結果又是如何呢？關於這點，海外已發表了為數眾多的報告，就我所知，目前並沒有證據顯示同時接種會提高發生嚴重副作用與事故的機率。雖然有人提出異議，主張「就算在國外沒有發生異常，也不代表日本也一樣」，但是，「有關疫苗的安全性與效果，基本上沒有明顯的民族性差異」是目前專家之間已經取得的共識。有關這點，我在第4章談到子宮頸疫苗時還會進一步說明。

3-4 疫苗效果有好壞之分嗎？

說到一般人對疫苗的疑問，我時常聽到的問題是「疫苗的效果都一樣嗎？有沒有好壞之分呢？」答案是Yes。有些疫苗確實能發揮很好的效果，但也有些疫苗的效果差強人意。

所謂的「疫苗有效率」是一個用來表示疫苗效果（vaccine efficacy, VE）的客觀性指標，其計算公式如下。

VE＝（非接種者罹患率－接種者罹患率）／非接種者罹患率×100

或者是

VE＝（1－接種者罹患率／非接種者罹患率）×100

當然，如果光看這個公式，一定有人覺得一頭霧水，因此，以下以流感為例，具體為各位說明。假設我們分別找來了一百個在一定期間內接種了流感疫苗的人（接種者），和一百個沒有接種疫苗的人（非接種者）進行比較。如這一百個接種者中有二十個人罹患流感，接種者罹患率就是百分之二十。

另一方面，假設一百個非接種者中有五十個人罹患流感，那麼非接種者罹患率就是百分之五十。若是套用右邊的計算公式，就是VE＝（1－20／50）×100＝60，意即疫苗的有效率是百分之六十。若換個方式來說，就是「沒有接種疫苗而發病的五十個人中的百分之六十是三十個人，如果這三十個人接種就可以免於發病」。

不過，有關疫苗的有效率常常遭到誤解，有些人會把它解釋成「所謂的有效率百分之六十，不就是疫苗接種者的百分之六十不會發病嗎？」但這是錯誤的認知，正確的意思是「如果有百分之六十的非接種者接種疫苗，就不會發病」。另外，疫苗的有效率因種類而異，有時會出現很大的落差。例如麻疹的疫苗有效率已經遠超過百分之九十，只要接種兩劑，幾乎所有的人都能對麻疹免疫，不用擔心會發病。

另一方面，流感疫苗就是有效率差的最佳代表，遇到特別差的年度，甚至只有百分之三十。最主要的原因如同後述，流感的病毒株每年都會產生突變，所以透過接種形成的免疫力有可能對變異的病毒無效。另一項重要原因是，據說流感疫苗本來的效果就不是很高，即使沒有遇到病毒突變，和其他疫苗相比，有效率原本就低得多。

總而言之，遺憾的是目前尚不清楚疫苗的效果強度到底取決於何種因子，有關這方面的研究也沒有太多進展，所以尚待釐清的謎團還很多。有一個可能是，用於疫苗的病原體成分，原本就只能引發微弱的免疫反應，但或許世界上存在著能夠誘發更強的免疫反應的未知病原體成分。有關這點，我將在第5章再稍作說明。

35 疫苗的效果能持續多久呢？

我也常被問到的問題是疫苗的效果能維持多久。效果持續時間的長短，同樣因種類而異，表3－3列舉的是根據最近美國的科學記者喬治．柯恩為期刊《Science》撰寫的報導[※4]所整理的數據。這裡所說的「效果持續時間」，定義是從疫苗的最初效果，降低到效力低於百分之五十的時間。若把這點當作基準，疫苗的效果可分為長久持續、短期持續、介於兩者之間的中間型三種。

包括破傷風、德國麻疹、麻疹、白喉等疫苗，效果都可維持五十年以上，而目前引起爭議的子宮頸疫苗（HPV），據說效力也超過三十年。其他像是流行性腮腺炎疫苗的效果，雖然較短，據推測也有二十年左右（換句話說，在嬰幼兒時期接種的疫苗，效力到了成年之後大約減半或剩下不到一半）。

不過，百日咳疫苗的效力僅能維持短短三年，至於流感疫苗，效力更是短到只有四個月左右。換言之，在秋天接種的流感疫苗，到了流感開始流行的冬天中期，效力可能變得很薄弱了（有關流感留待後述）。

疫苗的種類	效力持續時間
破傷風	＞50年
德國麻疹	＞50年
麻疹	＞50年
白喉	＞50年
HPV（子宮頸癌）	＞30年
流行性腮腺炎	～20年
百日咳	～3年
流行性感冒	～4個月

表3-3　疫苗效果的持續時間

為什麼疫苗的效力會有如此巨大的差異呢？直至目前，我們對理由幾乎一無所知。唯一掌握的是透過疫苗接種，會使體內產生負責特異性免疫反應的記憶細胞（對特定的病原體產生免疫記憶的淋巴球）；免疫記憶在此細胞存活於體內期間都能夠維持，疫苗的效力也得以持續。但是，關於記憶細胞在體內產生與維持的機制，至今仍有許多謎團尚待釐清。

3-6 群體免疫的強大效力

疫苗之所以最好要廣泛接種，理由不單是個人可以獲得免疫力，以降低罹患特定傳染疾病的風險，更重要的原因是接種的人口增加，等於讓群體中不受感染的人數也跟著變多，進而降低大眾與傳染疾病接觸的機會，最終達到讓所有人都不易被感染的目的。

換言之，接種疫苗的目的不單是保護「個人」，也是為了保護「群體（社會）」，這種現象稱為「群體免疫」。

以下以流行性腮腺炎為例，說明何謂群體免疫。

如圖3－1所示，當某個群體中沒有人接種腮腺炎疫苗，在沒有人具備免疫力的情況下，很快地，群體的所有人都會感染腮腺炎。另外，如果是僅有一部分的人接種疫苗而具備免疫力，那麼感染腮腺炎的人，大部分都是沒有接種疫苗的人。

相對地，如果大部分的人都已接種疫苗，那麼就只有少數人會感染腮腺炎，群體的大多數人都安然無恙。簡單來說，即使群體中出現了感染者，只要周圍有人已具備免疫力，就能遏止感染繼續擴大，只造成輕微的疫情。如同上述，當整個群體已達免疫狀態，不會受到特定傳染病威脅的情況就是所謂的「群體免疫」。

為了獲得「群體免疫」，整個群體必須有一定比例的人口具備抗體。這個比例稱為群體免疫閾值（所謂的閾值，意指為了使某種變化產生所需的最小值）。每一種傳染病

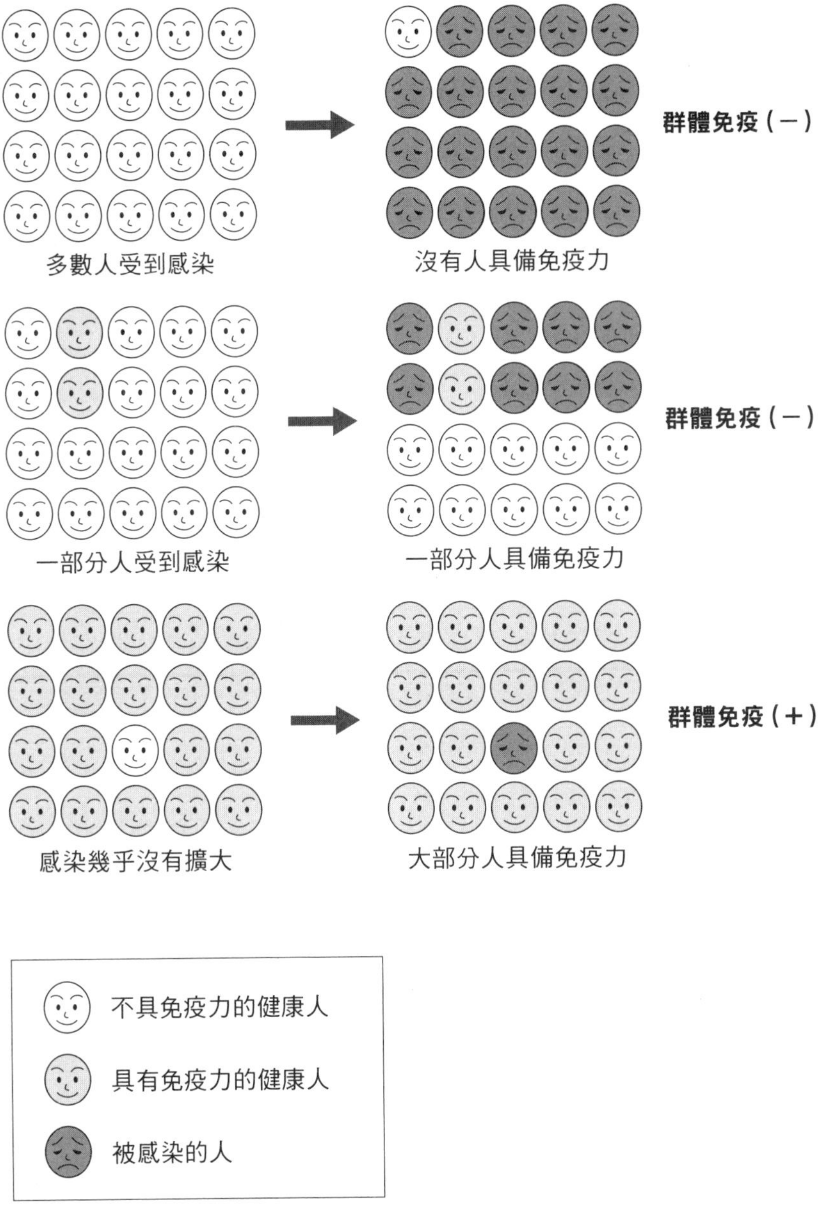
多數人受到感染
沒有人具備免疫力
群體免疫（－）
一部分人受到感染
一部分人具備免疫力
群體免疫（－）
感染幾乎沒有擴大
大部分人具備免疫力
群體免疫（＋）
不具免疫力的健康人
具有免疫力的健康人
被感染的人

圖3-1　何謂群體免疫

的閾值都不一樣，原因是每一種傳染病的感染力各不相同。

在說明「群體免疫閾值」之前，我想先談傳染病的感染力問題。首先，用來表現感染力強度的是「基本傳染數」（R_0值）。簡單來說，所謂的R_0值，就是在大家都沒有免疫力的情況下，一個感染者能感染幾個人的數值。如果R_0大於一，表示感染會擴大。舉例而言，號稱感染力很強的麻疹，其R_0值是十二至十八，表示只要出現一個感染者，他的周圍就有十二至十八個人會被感染；相反地，如果R_0小於一，就表示不會造成流行。如果R_0剛好是一，表示病原體不會被完全消滅，但也不會擴大。「群體免疫閾值」從R_0值計算而出，其公式如下。

群體免疫閾值＝（1－1／R_0值）×100

表3－4[※5、6]列的是各種傳染病的數值。麻疹的閾值介於百分之八十三至百分之九十四，表示整個群體中必須有百分之九十的人具備免疫力，才能遏止麻疹的感染擴大。

傳染病名稱	基本傳染數	群體免疫閾值
麻疹	12～18	83～94%
百日咳	5～17	92～94%
流行性腮腺炎	4～7	75～86%
德國麻疹	6～7	83～85%
白喉	6～7	～85%
小兒麻痺	5～7	80～86%
流行性感冒	1.4～4	30～75%

表3-4　傳染病的基本傳染數和群體免疫閾值

另外，如同前述，如果是流行性腮腺炎，整個群體中必須有百分之八十的人具備免疫力，才能防止疫情蔓延。而中央政府和地方的公共衛生部門，也是以此數值為基準，制定每一種疫苗的目標接種率。

談到群體免疫，以下和各位分享一件有趣的事。其實，日本現在正流行麻疹（二〇一九年），麻疹疫苗的效力很強，只要接種兩劑，約有百分之九十七的人能夠獲得充分的保護力，至於其他百分之三的疫苗接種者，即使確診了也是輕症[※7]。

這和日本從一九七八年以後把麻疹疫苗列為定期接種的項目之一也有部分

關係，自此，麻疹的病例在日本急速減少，到了二〇一〇年五月，在日本已經檢驗不出本土的麻疹病毒株，基本上可將之視為「日本對麻疹已經產生群體免疫」。因此，二〇一五年三月，WHO把日本列入麻疹絕跡國家名單。但是，到了二〇一九年，在麻疹理應絕跡的日本，麻疹患者人數卻突然增加，根據報導，光是二〇一九年就出現了約七百個麻疹病例。

進行感染者的病毒基因定序後，發現所有的病毒皆是境外移入，但也是疫苗能發揮效果的病毒株。總之，這個結果不就等於告訴我們，日本其實沒有對麻疹形成群體免疫了嗎？因此，日本國立感染症研究所針對抗體的保有率進行調查，了解在各個年齡層中被視為具備「充足免疫力」，也就是抗體效價超過二百五十六倍以上的比例有多少。結果發現七歲以上未超過四十歲的人不到百分之八十，低於未達到群體免疫所需要的百分之九十[※8]。進一步調查此年齡層的疫苗接種史後發現，基於各種理由而僅接種一劑，導致未產生足夠抗體的人竟然不在少數。如果不記得自己是否完整接種了麻疹疫苗，我建議不妨接受抗體檢測，如果抗體檢測為陰性，表示最好接種麻疹疫苗。

換言之，即使日本已經列為麻疹絕跡國家，但是在二〇一九年的這個時間點，卻很有可能處於「群體免疫閾值尚未達到對麻疹群體免疫的程度」。麻疹的死亡率很低，如同後述，卻可能引起各種併發症，因此有必要接種完整兩劑。

其實，德國麻疹也是一樣的情況。德國麻疹的病例從二〇一九年開始急速增加，如果感染持續擴大，我想病例數將會遠超過二〇一八年的兩千九百一十七例。已經確定目前的感染者中，有許多是沒有接種德國麻疹疫苗的四十歲至五十七歲的人。在此之前，基於女性在懷孕期間感染了德國麻疹，可能會導致孩子一出生就是「先天性麻疹症候群」（造成心臟疾病、耳聾、白內臟等先天性障礙的疾病），所以建議婦女在懷孕前要先完成德國麻疹的疫苗接種。

另一方面，基於男性不會懷孕的理由，所以一般傾向不需要接種。但是，男性如果感染了德國麻疹，有可能傳染給女性，所以還是有接種的必要。大約每六千名德國痲疹患者中，會有一名演變成重症，引發腦炎[※9]，而且機率遠超過因接種的副作用所引發的腦炎。因此，為了確保德國痲疹在世界絕跡，我認為不論男女都應該接種。

3-7 疫苗的副作用（副反應）的正確評價

一般藥物把主要的藥理作用之外的負面作用稱為「副作用」。如果換成疫苗，那麼主要作用就是「賦予免疫力」，而以外的作用就是多餘的「副作用」吧。不過，伴隨著疫苗接種所產生的「賦予免疫力」以外的反應（局部發紅、腫脹、全身發熱等），其實是透過免疫機制的啟動，導致大量促發炎細胞激素產生的結果。因此，我們很難把這些反應稱為次要反應。基於這個理由，局部發紅、腫脹、全身發熱等症狀被稱為「副反應」，而非「副作用」。英語把「副反應」稱為adverse event或adverse reaction，意即「不利的事／反應」。

另外，在不確定原因是否源自於疫苗，但只要是接種後所產生的不良反應，在日本都稱為「不良事件」。

簡單來說，「不良事件」涵蓋的範圍比「副反應」更廣，只要是接種疫苗後發生的不良現象，統統包含在內（圖3－2）。舉例而言，接種後發生於注射部位的腫脹，就是標準的「副反應」。另外，如果接種時因為過於疼痛而暈厥，因為原因也是歸咎於接種，通常也被視為「副反應」。

如果再說得極端一點，假設有人接種疫苗後，在回家的路上發生車禍。雖然十之八九和接種沒有關係，但也很難完全否定接種疫苗後，因為判斷力降低而導致意外發生的可能性。像這種無法證明與疫苗接種有明確因果關係的連帶負面影響，總稱為「不良事件」。

仔細分析接種後的各種不良事件，並且不把「副反應」和「不良事件」混為一談，對於避免過度恐懼接種而言很重要。同時，找出目前不為人知的疫苗副作用（副反應）也相當重要。

接著繼續回到副反應。所謂的副反應，就是不希望產生的反應，但疫苗的機制便是利用人體的免疫反應，所以很難避免一定程度的身體反應，尤其是發炎反應的發生。最常見的包括前述提到的接種部位發紅、腫脹或產生硬塊，全身發熱等，這些都是因接種疫苗引起的急性發炎反應，持續的時間很短，通常一至二天就會消失。

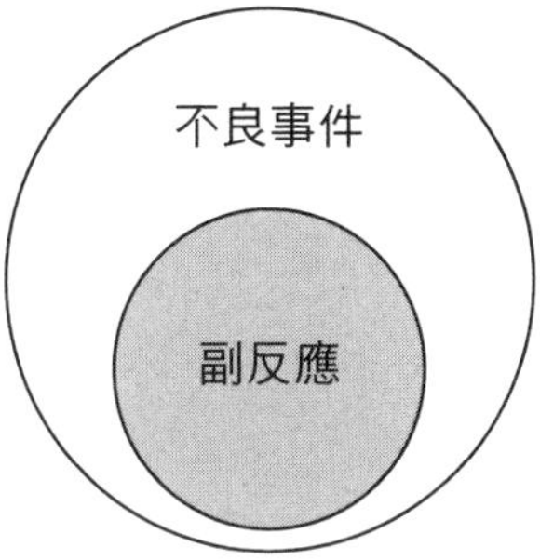

圖3-2　疫苗的副反應與不良事件

另一方面，雖然比例極低，但確實有些人會出現嚴重的副反應。疫苗在商品化之前會進行安全性試驗，通常會藉由幾千人以上的大規模臨床試驗，確認不會對健康造成嚴重的損害。但是，我們每個人的免疫反應都不相同，有時會出現極大的落差，即使在幾千人中未出現嚴重的副反應，也不表示若以更大的群體為對象，情況依舊不變。雖然是極為少數，但確實有一定比例的人出現嚴重到危及生命的副反應。比例的多寡因疫苗的種類而異，就整體而言，美國的數據是平均每一百萬件有一至十例[※10]。以日本而言，每年的新生兒出生數大約九十萬名，假設日本的風險程度和美國一樣，那麼每年大約有一至十名嬰幼兒接種後，可能會出現嚴重的副反應。換言之，接種疫苗具備一定的風險，並不是通過臨床試驗就零風險。

嚴重的副反應包括：①全身性嚴重過敏反應、②因接種活性疫苗被病原體感染而發病、③腦神經病變、④格林・巴利症候群、⑤嬰兒猝死症候群等，不論哪一種，發生的機率都是微乎其微，但如果不幸發作可真要命。接下來，為各位稍微介紹每一種嚴重的副反應。

首先是全身性嚴重過敏反應，這是一種突然發病的全身性過敏反應。原因是攝取了含有過敏原的物質或接受藥物投予，造成皮膚和黏膜發癢、呼吸困難、想吐、站起來會暈眩。如果情況持續惡化，血壓會下降，造成意識模糊，這種狀態稱為過敏性休克。過敏性休克是危及生命的緊急狀態，必須注射一種名為「EpiPen」的腎上腺素，也需要立即就醫，接受醫療照護。

有各式各樣的物質都可能成為全身性嚴重過敏反應的原因，包括食物（小麥、牛奶、花生等）、蜂類等昆蟲的毒素、各種藥劑等，絕對不是只有接種疫苗才會引發全身性嚴重過敏反應。根據二〇一三年文部科學省的調查，基於某種原因，曾經引發全身性嚴重過敏反應的國高中學生比例分別是：小學生百分之零點六、中學生百分之零點四、高中生百分之零點三[※11]。也就是每一千人中有幾人有過全身性嚴重過敏的經驗。這些有過全身性嚴重過敏經驗的學生，體內已對前述的物質之一形成抗體（尤其是IgE抗體），當過敏物質侵入體內，免疫細胞之一的肥大細胞也會受到刺激，釋出發炎物質（詳情請參照下一章）。

根據美國的數據，在大約七百六十四萬次的疫苗接種中，發生了五起過敏性休克（即每一百萬次中約零點六五次的頻率[※12]）。根據日本的統計數據，因接種疫苗引起全身性嚴重過敏反應的頻率是每一百萬次中不到一次[※13]。簡單來說，因接種疫苗而引起全身性嚴重過敏反應的情況，應該僅限於特殊過敏體質的人中的極小部分。但是過敏性休克畢竟有危及生命的可能，就算極為罕見，在疫苗接種的現場，也需要做好萬全的應對措施。

其次是接種活性疫苗所引起的感染意外。截至二〇二一年八月，在日本使用的沙賓疫苗，屬於活性的減毒疫苗，若接種者本身的免疫力低下，有非常低的可能會感染小兒麻痺症（頻率是大約每一百萬次接種不到一例）。有鑑於此，目前採用的是不會有感染之虞的非活性疫苗。

卡介苗（ＢＣＧ）是一種以牛的分枝桿菌經減毒製成的活性疫苗，雖然頻率不到百分之一，但接種後，接種側腋下的淋巴結有時候會出現腫脹，這是致病性被減弱的細菌在淋巴結引起的發炎反應。不過通常不需要特別治療，在接種六個月之內會自然痊癒[※14]。但是，免疫反應微弱的人接種後，卻有可能發生細菌擴及全身，引發嚴重感染。包含卡介苗在內，只要接種活性疫苗都需要特別小心，尤其是免疫力低下的人，最好避免接種，或者在接種前向醫師諮詢。

接著是腦神經病變或腦炎。以流行性腮腺炎為例，目前有報告指出接種疫苗之後，大約每幾千人有一例（約百分之零點零五）會引起無菌性髓膜炎。原因是致病毒性被減弱的病毒侵犯包覆腦部的髓膜，引起發炎。有人可能會覺得百分之零點零五的頻率很高，其實，就算在沒有接種疫苗的情況下感染了腮腺炎，大約有百分之一的患者會發生同樣的情況，所以和自然感染相比，接種疫苗所引發無菌性髓膜炎的風險是低得多[※15]。同樣的情形也適用於麻疹疫苗，接種麻疹疫苗後的腦炎發病頻率是每一百萬次約有十次，但如果是自然感染，造成腦炎的風險會高出十倍左右[※16]。

流感疫苗雖然是非活性疫苗，但也曾接獲引起腦炎的報告，原因不明。總之頻率很低，大約每一百萬次的接種有零點一五次[※17]。另一方面，罹患流感本身也可能引起腦炎（稱為流感併發腦炎），最近有挪威的研究報告指出，接種流感疫苗，反而可以降低併發腦炎的機率[※18]。

格林．巴利症候群是一種相當棘手的疾病，症狀包括全身肌肉無力、吞嚥困難、呼吸功能障礙，好發於被細菌或病毒感染之後。相較於一九七六年在美國進行流感疫苗接種，六週後每一百萬人中有七點二人罹患了格林．巴利症候群，沒有接種的群組致病率則是零點七九。此結果公布後，引起各界很大的關注。

但是，透過之後進行的大規模試驗，證實因接種流感疫苗導致格林．巴利症候群發病的機率即使再高，也不會超過每一百萬人約一人的程度[※19]。雖然不清楚為何格林．巴利症候群的發病率在美國有段時間突然增加，但目前幾乎已經否定了流感疫苗與格林．巴利症候群的因果關係了。

最後是嬰兒猝死症候群，定義是看似健康的嬰幼兒突然死亡，而且經病理解剖後也不知原因的疾病狀態，常以英文全名的 Sudden infant death syndrome 各取第一個字母，簡稱為ＳＩＤＳ，好發於不滿一歲的嬰兒。根據統計，二〇一七年日本有七十七名嬰兒死於嬰兒猝死症候群（位居嬰幼兒十大死因的第四位）[※20]。

基於二〇一一年在日本包含Ｈｉｂ疫苗和嬰幼兒肺炎鏈球菌疫苗的同時接種累計有七名嬰幼兒死亡，因此開始懷疑疫苗接種與ＳＩＤＳ是否具備因果關係。雖然厚生勞動省在日本全國進行的流行病學調查目前仍然持續，但尚未做出最終結論。

另一方面，在美國，身為傳染病對策的綜合研究機構的美國疾病管制與預防中心（ＣＤＣ），詳細研究了全球至今發表的有關疫苗接種與ＳＩＤＳ之間是否相關的文獻，在二〇一九年時，做出兩者並無因果關係的結論。除此之外，ＣＤＣ也基於從一九九四年美國兒科學會推薦家長讓嬰幼兒仰睡後，ＳＩＤＳ的個案就急速減少，以及進入二〇〇〇年後，即使疫苗接種的頻率明顯上升，ＳＩＤＳ的個案卻未增加等，發表再度確認疫苗接種與ＳＩＤＳ之間不具關聯性的見解[※21]。

ＳＩＤＳ的大多數個案都是發生在出生滿六個月前，剛好也是頻繁接種疫苗的時期。我在前面有稍微提到，因為據推測發生於一九九〇年代初期的ＳＩＤＳ，原因之一可能是讓嬰兒趴睡，所以美國兒科學會從一九九四年開始大力推廣「Back-to-Sleep（從趴睡改回仰睡）」，強力建議家長讓孩子仰睡。就結果而言，在大力推廣之前的一九九〇年，SIDS發生頻率是每出生十萬人有一百三十點三人，推廣後的二〇一六年，頻率降至三十八人，不到一九九〇年的三分之一。不過，推廣仰睡的具體內容還包括其他細節，包括注意床墊不可過軟、不要把可能會造成嬰兒窒息的物品放在床上等。另外，仰睡造成SIDS的風險雖低，但也曾經發生仰睡的死亡案例，所以有專家推測SIDS的發生，還有我們尚未掌握的原因。

如同上述，有關疫苗接種的嚴重副反應很多，但不論是哪一種，發生的頻率都非常低。儘管如此，我們還是應該謹慎以對。接種疫苗對絕大多數的人不會造成嚴重的健康損害，但還是存在著一定的風險。這也意味著在人數龐大的群體之中，難保不會有一定比例的人會蒙受嚴重的健康損害。疫苗和一般的藥物不同，接種對象是身體健康的人，所以即使極為稀少，但只要出現健康受害者，就會引起軒然大波，造成重大的影響。

3-8 因接種疫苗造成不良事件的客觀評價

如果不光看接種後的副反應，連不良事件也包括進來，數字就會再高一點。

表3-5的內容是以日本小兒科學會在二〇一八年三月彙整的「醫療院所通報的疑

似嚴重副反應的個案（不良事件）」為依據所整理的資料。各位可以從這份數據發現，不良事件發生的頻率因疫苗的種類而異，有時會出現極大的落差；位居不良事件通報數前三名的疫苗分別是卡介苗、輪狀病毒、人類乳突病毒。

最需要釐清的問題是，這些到底是「真正的副反應（健康損害）」，還是只是剛好在接種不久後發生，所以一起「被混進來」的「假的副反應」。關於這點，美國的小兒科醫生馬丁・麥雅斯認為，為了確認不良事件是否真為副反應，必須滿足下列五項條件，包括：①有關此現象一開始出現的症狀是否在接種後發生、②是否只有接種疫苗的人出現此現象，還是沒有接種疫苗的人也有、③是否有科學根據可以解釋、④同樣的現象有沒有可能是疫苗以外的原因所引起（或許只是時間剛好重疊）、⑤如果接種的是活性疫苗，是否已經鑑定疫苗病毒株※22。

但是，實際上遇到不容易判斷是否符合上述五項條件的情況很多，如同之後我在個別說明每一種疫苗時提到的，有時候要區分副反應和不良事件非常困難。例如最近引起廣大爭議的子宮頸疫苗（ＨＰＶ）即是如此。有關這點，也留待第４章的子宮頸癌疫苗再詳談吧。

疫苗的種類	每100萬次的接種發生不良反應的頻率
成人用白喉類毒素疫苗	0
破傷風類毒素疫苗	0.5
流感疫苗	2
二合一（白喉+破傷風）	3
小兒麻痺疫苗	7
麻疹・德國麻疹、水痘、四合一、Hib、B型肝炎、13價嬰幼兒結合型肺炎鏈球菌疫苗、腮腺炎疫苗、5價輪狀病毒疫苗	10
卡介苗	30
1價輪狀病毒	40
2價人類乳突病毒疫苗	70
4價人類乳突病毒疫苗	90

根據日本小兒科學會發行的「最好要知道的育兒資訊」的內容進行部分變更

引用於日本小兒科學會發行的「最好要知道的育兒資訊」官網（http://www.jpeds.or.jp/uploads/files/VIS_01_09_souron201905.pdf），並進行部分變更。表中的「1價」「2價」「4價」，代表每一種疫苗各自可對1種、2種、4種的該病毒做出反應的意思。

表3-5　主要種類的疫苗發生不良事件的頻率

接種疫苗後產生嚴重副反應的機率大約是每一百萬次有一至十次。那麼，和其他意外相比又是如何呢？

舉這樣的例子或許不是很恰當，但根據美國國家運輸安全委員會的調查，因飛航造成死亡事故的機率是百分之零點零零零九，也就是說，每搭乘飛機一百萬次，會有九次遭遇死亡事故的可能[※23]。

順帶一提，二〇一八年日本因交通事故死亡的人數是三千五百三十二人，而日本的人口在同年一月是一億二千五百二十萬九千六百零三人。換算下來，等於每一百萬人口的死亡人數是三十人左右。另外，擁有駕照的人是八千二百三十一萬四千九百二十四人，所以每一百萬有駕照的人所引起死亡事故的人約有八十二人。換言之，和死於交通事故相比，因接種疫苗引發嚴重副反應的機率明顯低得多，或許和死於飛航事故的機率差不多。我想因為擔心飛安問題而不敢搭飛機的人應該少之又少，但不知為何，不斷疾呼「疫苗很危險，最好別打」的書卻出版了一本又一本，而且聽說銷路甚佳。有關這點，實在讓我百思不得其解。

其次是要如何分辨疫苗的副反應，以及只是剛好在接種不久後發生的不良反應。開始實施B型肝炎疫苗的接種後，很快就陸續收到通報，發現和神經病變有關，而且難以

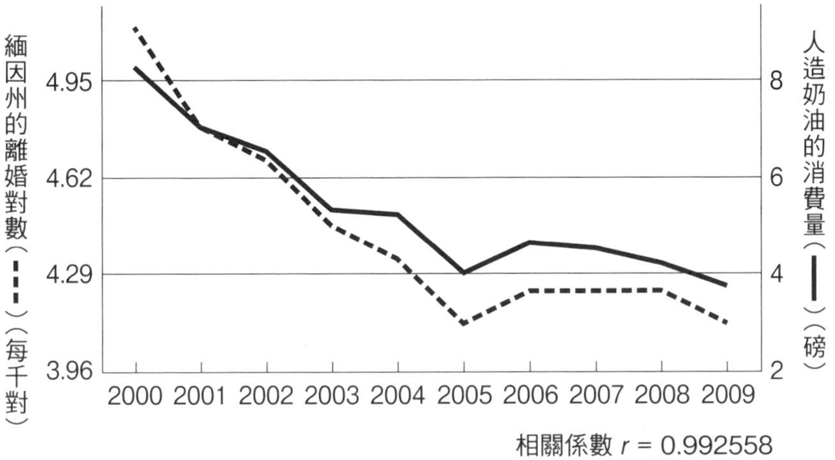

圖3-3　美國緬因州每年的離婚對數與人造奶油消費量的比較

治療的多發性硬化症的發病人數增加，因此引發「接種B型肝炎疫苗是否會誘發多發性硬化症」的疑慮。但是，多起病例經過解析後，這樣的假說並不受到支持。從這個例子我們不難了解，雖然這兩件事情是同時發生，但彼此毫無關聯。

接著再舉一個例子。圖3－3列出的是美國緬因州每年的離婚對數，以及人造奶油的消費量[※24]。照理說，離婚對數和人造奶油的消費量是八竿子打不著，但如果只看時間的推移，或許會產生這兩件事好像有因果關係的錯覺。由此可見，即使時間上是一致的，也有可能是毫無關係的兩件事。

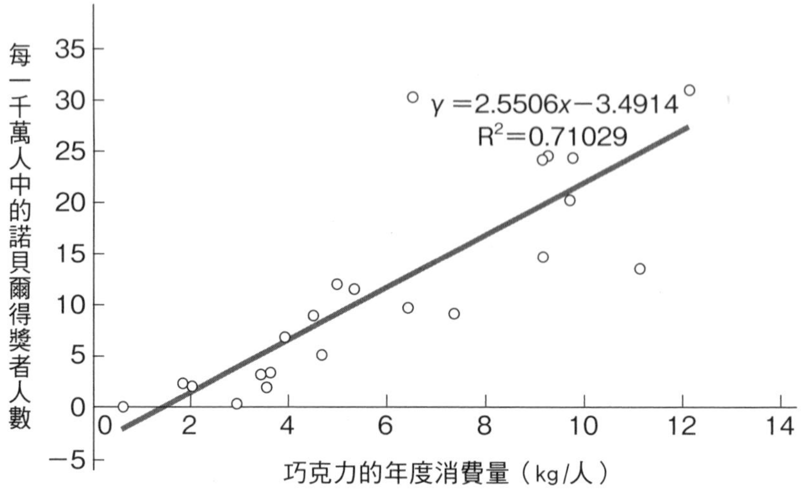

圖3-4　巧克力消費量與諾貝爾得主人數

接著看下一個例子，圖3－4是二〇一二年美國哥倫比亞大學的某位教授發表於國際權威期刊《New England Journal of Medicine》的內容。縱軸是全球二十三個國家中，每一千萬人口的諾貝爾得獎者人數，橫軸是每個國家的人均巧克力消費量[※25]。從圖表看來，兩者之間呈明顯的線性相關。另外，基於已有研究報告指出，巧克力有改善認知機能的效果，所以這位教授以迂迴的方式提出「藉由巧克力改善認知機能的效果，連帶增加諾貝爾獎得獎者的人數」之可能性。這個推論乍聽之下很合理，但真的是如此嗎？或只是很容易讓人迷惑的假象呢？

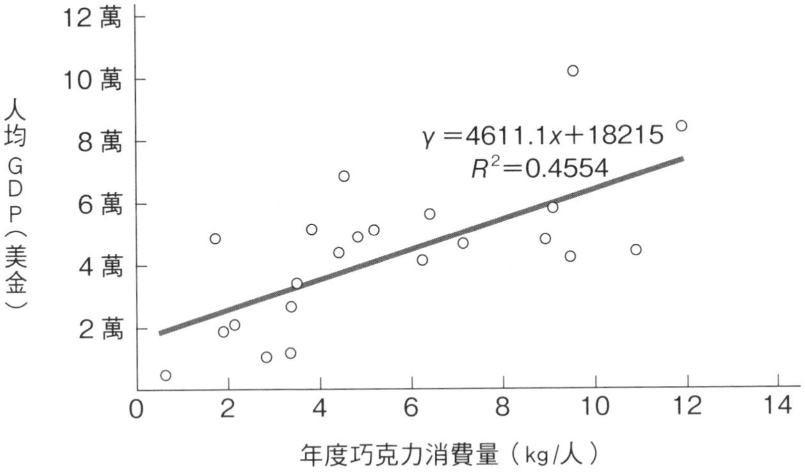

圖3-5　巧克力消費量與人均GDP

為了有助各位了解，我自己更換了縱軸的內容，以每個國家的人均GDP（國內生產毛額）取代諾貝爾得主的人數（圖3－5）。結果，各國的年度巧克力消費量和人均GDP也呈現明顯的線性相關，出現國家的富裕程度和巧克力消費量成正比，或者說巧克力消費量愈高的國家愈富裕的傾向。這個結果帶給我一些啟發，說不定一開始提到的諾貝爾得主人數的數據，可以用一個截然不同的角度去解釋。簡單來說，巧克力消費量多的是富裕的國家（對教育的投資多，有能力培育出優秀的子女……），自然培育出更多的諾貝爾獎得主（括弧的部分是我個人的假設……）。

總而言之，即使兩件事乍看之下具備密切的關係，說不定是透過我們無從得知的第三因子，才會讓兩者之間看似有因果關係。

綜合以上的例子，相信各位已經了解，即使是具備相關關係的兩件事，也不一定存在著因果關係，而我們也不應該把相關關係和因果關係混為一談。

39 「與其接種，不如自然感染」是真的嗎？

提到疫苗接種，有些人的想法是「打疫苗會有可怕的副作用，所以寧願被感染，也不要打疫苗，這樣才不會惹來更多麻煩」「透過自然感染產生的免疫力，比接種得到的免疫力更好」，但這些認知是正確的嗎？

首先談談「與其打疫苗，不如自然感染，這樣比較不會出問題」的觀點。一九七〇年代在歐洲和日本，都曾傳出孩童接種白喉．破傷風．百日咳疫苗後引發腦炎的個案。透過後續調查，有人提出罪魁禍首可能是百日咳疫苗（英國的調查數據顯示發生腦炎的頻率是每三十一萬接種次數有一例※26）。因此，民眾接種疫苗意願大幅下降，以日本而言，一九七四年的疫苗接種率是百分之八十五，但是在一九七六年則下滑到約百分之十四。

結果百日咳一九七九年在日本大流行，在一萬三千一百零五名的患者中，死亡人數為四十一名（一九七四年的死亡人數為零[※27]）。之後，接種意願隨著改良型疫苗的推出而逐漸回溫。接種率逐漸上升後，百日咳的患者變得愈來愈少，也幾乎沒有出現死亡個案了[※28]。換言之，因接種造成的健康損害和感染對健康的危害，可說天差地遠，後者的影響程度明顯超出許多。

同樣的情況也出現在瑞典，他們也是因為恐懼疫苗的副作用而放棄接種，結果一九八一年至一九八三年百日咳的患者在瑞典急速增加，累計確診人數達二千二百八十二名。不僅如此，出現腦部功能受損的比例高達百分之四[※29]。簡單來說，與未接種所造成的健康損害相比，接種疫苗的風險無疑是小得多了。

另外，以VPD（vaccine preventable disease：可藉由疫苗預防的疾病）而言，若沒有接種疫苗而染病，有時會演變成相當棘手的狀況。舉例而言，假設有人沒有接種痲疹疫苗而發病，大約有近三成的人會出現嚴重的症狀，其中包括腦炎、肺炎、聽覺障礙[※30]。如果感染流行性腮腺炎，造成永久性聽力損失的機率大約每一千人有一人[※31]。如果沒有接種小兒麻痺疫苗而發病，有可能造成終生的下肢麻痺。如果感染了B型肝炎，就有可能演變成肝硬化和肝癌。但棘手的是，不論是肝硬化還是肝癌，目前尚無有效的治療藥物。此外，如果不小心感染了水痘或麻疹，因為免疫機能會受到抑制，容易併發其他傳染病。

鑒於上述發生的真實情況，相信各位不難了解「與其打疫苗，不如自然感染，這樣比較不會出問題」純粹是無稽之談。所謂的VPD，意即可以靠接種疫苗達到預防發病的疾病。也就是說，只要接種疫苗，就能降低因感染造成的健康損害。

其次是「透過自然感染產生的免疫力，比接種得到的免疫力更好」的說法。以流感而言，確實有研究報告[※32]指出這一點，但尚未證實這點也適用於其他傳染病。雖然絕大多數的疫苗都需要接種兩劑以上，不過也有像破傷風、流感嗜血桿菌等種類的疫苗，據說靠著注射刺激的免疫反應會比自然感染得到的免疫反應更強[※22]。另外，透過疫苗接種，使多數人都具備免疫力，等於保護整個社會免於傳染病的侵襲，這點是疫苗的一大利多。從麻疹和德國麻疹等傳染病已經充分證實了這一點，但等到後面詳細介紹個別的疾病時，還會再做說明。

3-10 針對因接種疫苗所產生的副反應、不良事件的受害救濟

那麼，疑似出現副反應或不良事件的個案，是否可透過什麼管道尋求受害救濟呢？

如果接種疫苗引發嚴重的不良事件，醫療院所有義務向厚生勞動省所轄的獨立行政法人的醫藥品醫療機器綜合機構（大多簡稱為醫藥品機構或PMDA）通報（這時還不需要清楚區分是副反應還是不良事件，連無法確定是否與疫苗接種有因果關係的個案也要通報）。接獲通報之後，醫藥品機構首先會彙整資料，進行必要的調查，最後向厚生科學審議會（預防接種與疫苗分科會）報告並徵詢意見。

如果審議會承認不良事件確實與疫苗接種存在著因果關係，受害者便可受救濟制度的保障，若發生身心障礙或失能，可以申請「身心障礙年金」和「身心障礙兒童教育補助費」給付。另外，如果受害者在接種疫苗後死亡，以定期接種而言，政府必須向受害者家屬支付一次性的死亡給付，金額為日幣四千四百萬（截至二〇一九年四月二十五日。不過，因任意接種造成的死亡給付金額大約是六分之一）。

總而言之，針對接種造成的嚴重不良反應，姑且不論補償金額是否適當，但日本政府確實已制定了救濟制度，事實上，對於被認定為「副反應」的個案，也實施了一定的

救濟。

但是，看過實際案例之後，我不禁覺得救濟執行上有許多值得商榷的問題。許多申請案件經過審議後，最後卻得到非常殘酷的結論，尤其是健康嚴重受損的個案，得到的結論大多是「資訊不夠充分，無法證明與疫苗接種之間的因果關係」，能夠清楚作出一個「交代」的比例似乎很低。換言之，基於「資訊不足，所以無法證明有無因果關係」「因為缺乏證據，因此不需要改變目前的做法」的心態，導致事情在「就結果而言，疫苗的安全性並無重大的疑慮」的狀態下收場，我認為現行的救濟制度對健康受害者而言，還有許多力有未逮之處。

難道只要維持這樣的現狀就好嗎？如果是一般的刑事訴訟，所有的被告都適用於無罪推定原則，也就是「任何人在受到有罪判決之前，均應被推定為無罪」。只要還沒有在罪證確鑿下被宣判「有罪」，被告都應該被視為「無罪」。

我沒想到的是，接種後發生的嚴重不良，竟然也適用這項原則。也就是依照「既然沒有證據，就不能說疫苗有罪，也不能把健康損害歸類於疫苗造成的副反應」「應該是特異體質造成的結果吧」的原則進行判斷。

但是，即使是判斷為因果關係不明的個案，難道就可以對受害者置之不理嗎？不可否認的是，要判斷接種後的健康受害到底是與疫苗有因果關係的「副反應」，還是只是時間點剛好一致，卻不具因果關係的「不良事件」，大多時候都很困難。只要上網，就可以看到厚生科學審議會（預防接種與疫苗分科會）至今為止的會議紀錄，若是一一細看每個個案，確實能夠清楚知道要判斷是否為副反應並不容易。

即使如此，只要「推定無罪」式的判斷繼續下去，就算真的發生了「重大事故」，也不是沒有姑息隱瞞、不讓真相浮出檯面的可能。而健康蒙受重大損害的受害者和他們的家人，也只能被迫面臨求償無門、無法討回公道的困境。如同後述，免疫反應的強度因人而異，有時會出現極大的差異，而疫苗接種的機制就是利用免疫反應達到預防的目的，所以絕對有可能引起意想不到的副反應。

疫苗和市面上的醫藥品一樣都屬於「藥物」，具有一定程度的風險[※33]。所以接種疫苗並不是「零風險」的事。

而且政府也鼓勵一般健康人接種，所以一旦出現不良反應，當然會引發疫苗受害者們強烈的反彈。但是面對指責，審議機關卻輕描淡寫地以一句「資訊不夠充足」駁回，因為一開始就設定了過於嚴格的基準，才會讓大部分的個案都依循「無罪推定」的邏輯結案吧。

我對這種作法頗有異議。從我實際觀察的個案當中，我只能說「國家沒有誠意補償」的情況多不勝數。因為把「因果關係認定（＝有罪）」的門檻設得太高，大多數個案只能落得「無法斷定有罪」的結局。最現實的影響是，大多數的受害者被排除於救濟範圍，所以得不到實質的補償。

另一方面，有人建議放寬判斷的基準，把補償範圍從原先的「副反應」擴大到「不良事件」。我認為只要判斷是否為「副反應」依舊極為困難，但實際上也出現了健康受害者，確實就有必要將判斷基準放寬。但是政府現行的救濟措施，卻只有對百分之百確定是副反應的個案給予補償，對於之外的個案是採取愛莫能助的態度。

但如同前述，要判斷是否為副反應非常困難，所以接種後若是出現健康受損的情形，我認為應該以接種疫苗具有一定的風險為前提，擴大救濟的適用範圍。

為了方便各位參考，接著看看美國對疫苗受害的補償制度吧。美國設有「國家疫苗損害補償計畫（National Vaccine Injury Compensation Program）」，而負責運作的是美國衛生及公共服務部（完全獨立於ＣＤＣ等疫苗接種相關的組織）。美國的作法是，向每一人劑疫苗徵收七十五美分，要求疫苗廠商繳納，充當補償用基金。死亡給付的金額約一百萬美金（約二千八百五十萬台幣）。換言之，美國以接種疫苗必須承擔一定風險為前提，向廠商徵收補償經費，共同建立能夠針對副反應給予補償的體制[※34]。根據美國衛生部的數據，光是二〇一八年一年，總共對五百二十二件個案進行補償，支付總金額約為二億美金（約五十七億台幣）。每個個案獲得的補償金額平均是四十萬美金（約一千一百四十萬台幣[※35]）。

順帶一提，這樣的制度稱為「無過失補償制度」。其出發點是「疫苗接種是為了保護全體國民的健康，若有一部分的人健康蒙受重大損害，理應由身為受益者的全體國民共同分擔費用，給予補償」。

日本的狀況又是如何呢？從醫藥品機構官網可以查詢每年度的「往年副作用救濟給付相關資訊」。舉例而言，二〇一七年有關疫苗的救濟給付總計一百一十二件，而且幾乎僅給付醫療費、醫療津貼[※36]。因此，不難推測給付金額應該很低，完全無法與美國相提並論。差異在於美國已制定明確的補償金制度，但日本的定位是救濟金。

看到救濟兩個字，感覺像是雖然錯不在任何人，但問題既然發生了，就救濟你吧。如同前述，接種後發生嚴重副反應的情況很罕見，但機率並不是零。既然如此，鼓勵接種的一方，在有人蒙受重大的健康損害時，當然要進行詳細調查。如果無法完全否定與疫苗無關，那麼就要當作「有關」來處理，給予合理的補償。畢竟疫苗的接種對象原本就是一般的健康人，所以，如果出現重大的不良反應，我認為應該以「推定有罪」的態度保障受害者的救濟權益。

另外，有關接種後的不良反應，在日本由厚生勞動省所轄的厚生科學審議會（預防接種與疫苗分科會）判定。換言之，負責疫苗接種的立案、實施的厚生勞動省，同時涉足疫苗接種的行政實務與接種後的不良反應的判定（判定是否要給予補償）。基於要維持中立性的觀點而言，實在讓人不敢苟同，我認為不良反應的判定，應該交由厚生勞動省以外的機構負責才是。

另外，問題還包括有關審議會成員的選拔任命，同樣由厚生勞動省進行，而且選任過程不對外公開。審議會的成員當中，有人從疫苗廠商獲得研究經費或資金，依照規定，如果一年得到的資金超過五百萬日幣，審議會的成員不得參與贊助廠商的疫苗審議與議決。乍看下，確實是迴避了利益衝突，但是，如果審議會認為有必要，還是允許該委員參加審議並陳述意見，也可以參加其他疫苗的審議和議決[※37]。

疫苗研究的世界不大，所以應該有一定比例的研究人員從疫苗廠商獲得資金，而且如果是一年低於五百萬日幣的金額，在研究員之間並不值得大驚小怪。按照現今的規定，因為金額不大，所以可以參與審議與議決，無需迴避。

我明白考慮到疫苗研究人員的規模，審議會要選出每一個都沒有利益衝突的成員並不容易。但是基於中立性與公正性的立場而言，這確實是應該改善的問題，也是老早被民間團體詬病之處[※38]。

第4章 依照傳染病別介紹——疫苗的現狀與癥結點

本章針對透過疫苗可達到高度預防效果的傳染病，說明其現狀與其問題點。另外也針對目前使用的疫苗，為各位解說其優點、風險、缺失等，並以我個人的觀點說明其必要性。

4-1 流感

流感是流感病毒引起的疾病。十六世紀的義大利認為流感是受到天體的影響所引起，所以用義大利語的「influenza（意思是影響）」替它命名。

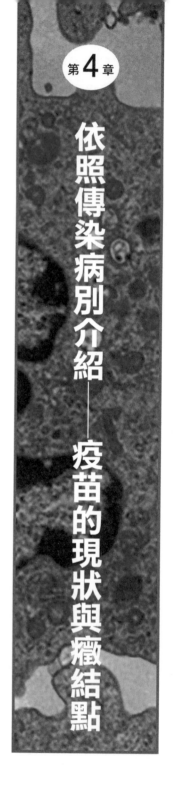

除了人，鳥、豬等動物也會感染流感病毒。換句話說，流感和小兒麻痺、天花等傳染病不同，不是只有人會感染的疾病。因此，一般認為只有人接種疫苗，並無法杜絕流感病毒（只有人會感染的天花已經透過疫苗根絕，因此，同樣只有人會感染的小兒麻痺也備受期待，希望能完全絕跡）。

流感（也就是後面會解說的流行性感冒）在日本，從十二月到隔年三月是高峰期。在二〇一八年九月到二〇一九年二月的這六個月內，累積的患者人數已超過一千萬人。典型症狀包括發燒超過三十八度C、頭痛、關節疼痛、肌肉痠痛、全身倦怠無力等。雖然流感的死亡病例在日本並不多，但是近幾年全球每年死於流感的人數約達六十五萬人，依然是全球性的大問題※1。

A　流感和一般「感冒」的差異

很多人常把一般「感冒」和流感混為一談，所以首先為各位說明兩者的差異（表4－1）。

引起流感的是流感病毒，而引起「感冒」的病毒不只一種，包括諾羅病毒、冠狀病毒、RS病毒等。正如第1章的1－2提到的，抗菌藥（抗生素）對流感或一半以上的

	流感	感冒
原因	流感病毒	諾羅病毒、冠狀病毒、RS病毒等
初期症狀	發燒、發冷、頭痛	黏膜乾燥、打噴嚏
主要症狀	發燒、肌肉痠痛、關節痛	鼻塞、流鼻涕
發燒	38～40℃(持續3～4天)	沒有或微燒
發冷	強烈	輕微且短暫
肌肉痠痛、關節疼痛、全身疼痛	強烈	沒有
倦怠程度	強烈	幾乎沒有
併發症	支氣管炎、肺炎、腦炎	幾乎沒有

表4-1　流感與感冒的差異

「感冒」都無法發揮治療效果。

流感的症狀通常比一般「感冒」來得嚴重，常見的症狀有發高燒、全身疼痛等，有時還可能出現嚴重的併發症。尤其是六十五歲以上的高齡者、嬰幼兒、孕婦、有呼吸系統和循環系統方面宿疾的人、免疫力低落的人等「高風險族群」，更傾向會出現嚴重肺炎、支氣管炎等危及生命的重大併發症。

另外，嬰幼兒要注意的可怕併發症還有流感引發的腦病變（腦症）。所謂的腦病變，指的是發生在腦部以外的病毒感染間接造成腦部障礙，而所謂的「腦炎」，則是腦部發炎。不過在日本，「腦症」和「腦炎」的意思幾乎通用，沒有明顯區分。

流感引發的腦病變，好發於出生滿六至十八個月的嬰幼兒。日本從二〇〇四年到二〇一〇年這六年，通報的病例總計有三百三十一起。流感特別猖獗的年度，光是一季的患者人數就超過一千萬人。為了方便起見，如果把六年來的患者總人數當作六千萬，那麼，因流感引發腦病變的頻率，大約是一百萬人中有五人。

雖然這是稍微粗略的算法，不過和因為接種疫苗所引發腦病變的機率相比（一百萬人中不到一人），似乎高出許多。一旦引發腦病變，最棘手的是有三成左右的患者會留下嚴重的後遺症，約有近一成的患者會死亡[※3]。若出現發高燒、意識不清（叫了也沒有反應）、言行舉止變得莫名其妙，接著發生持續性痙攣，表示有可能是因流感引起的腦病變，必須立刻就醫。

說到流感為何會引起腦病變，原因是神經元會隨著腦水腫死亡，這也是預後不良的原因[※4]。目前認為腦水腫的原因是，在體內急速增加的促發炎細胞激素轉移到腦部所致。

B　「流行性感冒」和「新型流感」

引起人罹患流感的病毒主要是A型病毒或B型病毒。雖然也有C型病毒，不過通常只會引起類似「感冒」的症狀。

A型病毒可依照存在於表面的血球凝集素（HA）和神經胺酸酶（NA）這兩種醣蛋白的種類再細分。截至目前發現的HA有十六種，NA有九種。透過兩者的組合，A型病毒總共可配出一百四十四種亞型，目前已確認存在的有一百二十六種。

另一方面，B型病毒則分為維多利亞株和山形株兩大類。

一般驗出的（例如右記的二〇一八年九月到二〇一九年二月期間）A型病毒被稱為H1N1pdm，大約占整體的六成。剩下的約四成是H3N2（A香港），至於B型病毒僅占整體的約百分之二[※5]。

所謂的「季節性流感」，就是我們一般說的流感，是A型或B型流感病毒所致。最大的特徵是每年都會發生抗原轉變，在世界各地大流行。因為抗原轉變，疫苗的效果也跟著降低，無法抑制大流行的發生。至於抗原為何轉變，理由是病毒發生小規模的基因突變，造成HA和NA的序列發生微小的改變，此現象稱為「抗原漂變（Antigenic drift）」（表4-2）。「Drift」的意思是漂流，意味著病原體的抗原每年自然隨機地發生微小的變化。

	抗原漂變 （病毒的表面抗原 出現微小的突變）	抗原轉變 （病毒的表面抗原 出現大突變）
現象與其機制	流感病毒的表面抗原（H型、N型）的微幅突變。 （因為病毒的RNA聚合酶不具備修復機能，造成病毒容易基因突變，結果讓病毒的表面抗原的胺基酸時常發生點突變。）	流感病毒的表面抗原（H型、N型）的大幅度突變。 （1個細胞感染了好幾種病毒，基因混合後產生了雜種病毒株，結果引起病毒的表面抗原發生大幅度變化。）
表面抗原的亞型變化	不會改變。 （同樣以H型、N型表示。）	會改變。 （H型、N型之一或兩者都會改變。）
帶來的結果	流感每年都會肆虐，卻很難開發出極為有效的疫苗。	有大流行的可能，既有的疫苗無法發揮效果。

表4-2　流感病毒的抗原漂變與抗原轉變

那麼，為什麼會發生「抗原漂變」呢？原因是病毒的RNA聚合酶（負責合成RNA的酵素）不具備修復突變的機能（存在於人體的RNA聚合酶具備修復突變的機能，但病毒無法利用人的RNA聚合酶，只能使用自己的RNA）。

因此，病毒基因的轉錄，也就是在DNA複製的過程中，即使病毒的核酸序列發生突變也無法獲得修復，導致病毒粒子上的蛋白質（表面抗原）不時出現胺基酸的點突變。因為如此，流感病毒的抗原每年都會稍有不同，但是要預測突變的幅度和種類極為困難，所以也很難製作出效果很強的疫苗。簡單來說，流感疫苗的效果時常差強人意，原因便在於抗原漂變。有關疫苗的效力容我留待後述，在這之前，先為各位說明有時會威脅到整個世界的「新型流感」。

「新型流感」是由以鳥和豬等為宿主的A型病毒所引起（表4－3）。大約每幾十年會流行一次，若是感染範圍遍及全球，則稱為「大流行（Pandemic：pan是廣泛的意思，demic是感染的意思）」。幾乎所有的人都沒有免疫力，所以感染者的致死率可能會變得很驚人。至於大多數的人為何都不具免疫力，原因在於他們感染的是前所未見的新型病毒。

新型病毒的產生是「抗原轉變」下的產物（表4－2）。所謂的「抗原轉變」和前述的「抗原漂變」不同，是一種產生於病毒的表面抗原的大幅突變，發生於當一個細胞被好幾種病毒（例如以人為宿主的病毒和以豬為宿主的病毒）感染時。

好幾種病毒基因混合在一個細胞，會形成雜種病毒株，造成病毒的表面抗原出現前所未有的大幅變化（表4－3）。人類從未遇過的「新型」的流感病毒也就此產生，在世界各地爆發，演變成全球大流行。

	流行性感冒	新型流感
病毒型	主要是A型、B型	以鳥類、人類為宿主的A型
流行的模式	流行每年都會捲土重來	幾十年流行一次
流行的規模	小～大	全球大流行
原因	病毒的抗原漂變（發生在單一種類病毒的小規模基因突變，造成表面抗原出現變化）。	病毒的抗原轉變（好幾種病毒基因互相混合，形成了雜種病毒株，導致病毒的表面抗面出現巨變）。
有無免疫	有時有一定比例的人具備免疫力	幾乎所有的人都沒有免疫力
感染者的致死率	0.1%以下	有時會出現很高的機率
疫苗	每年生產：以現有的流感病毒抗原，重新檢視疫苗配方。	因為預測困難，必須在感染發生後重新製作新的疫苗。

表4-3　流行性感冒和新型流感的不同

這類的新型流感病毒，至今已奪走許多人命。例如一九一八年的西班牙流感，居然在當時造成全球幾千萬人口死亡。另外，還有一九五七年奪走約兩百萬條人命的亞洲流感、在一九六八年約造成一百萬人死亡的香港流感。因為上述幾次流感蔓延的範圍遍及全球，所以稱為大流行。

沒有人知道何時會發生大流行，但可以預知的是會出現嚴重的結果。因此有必要加緊腳步投入研究。但人都是健忘的，很難記取以往的教訓，所以常常輕忽了它的嚴重性。因此，為了喚醒大家的警覺心，在此提醒各位，目前流行的流感，也就是流行性感冒的病毒是H1N1pdm，所謂的pdm就是大流行的縮寫。

這種稱為H1N1pdm的A型病毒，其實和一九一八年大流行的西班牙流感病毒（H1N1）屬於同一亞型。H1N1病毒首先感染豬隻，再以雜交的方式與人和鳥的流感病毒基因混合。這種混合病毒株仍會存活在豬隻身上，再逐漸產生突變[※6]。雖然它的抗原性和原始的H1N1病毒沒有兩樣，但幸好具有高病原性的序列已經不存在了，因此即使受到感染，致死率也很低。面對這樣的病毒，目前我們還無法預測它還會發生什麼樣的突變（意指會不會恢復成高病原性無從得知）。因此，我們絕不可以掉以輕心，必須密切監控病毒的動向。

C 流感的感染途徑

接著說明流感的感染途徑。流感的感染途徑不是空氣傳播，只要同處於一個空間就會被感染，而是透過打噴嚏、咳嗽等從口中濺出的飛沫（含有水分的粒子），也就是飛沫感染。這些粒子具備一定的重量，所以飛濺的距離不遠，即使有人打噴嚏或咳嗽，只要保持一定的距離（大概最少要距離好幾公尺），就不會那麼容易被感染（我曾看過鼓吹民眾在房間裡設置空氣殺菌機，可以預防流感的電視廣告，但看來可能意義不大）。另外，也不斷有人呼籲，為了防止感染，洗手是很重要的一環。

畢竟感染者待過的地方，可能會沾附他在打噴嚏或咳嗽的過程中發散的飛沫。但是，如同第1章的1－5已經提到，根據二〇一〇年WHO發布的資訊，手接觸流感病毒後，感染力在五分鐘後就會從百分之一降低到千分之一。當然洗手不是壞事，但我認為效果相當有限。另外，如第1章所述，戴口罩和漱口的效果也很有限。

D　針對流感的免疫反應

一旦感染流感，身體會形成抗體，而抗體的一部分會與病毒結合，將之消滅。因此，存在於細胞體外的病毒，可以藉由抗體排除。但是，只要細胞受到感染，抗體對在細胞內部增生中的病毒就無能為力了。原因是抗體的分子量大，沒辦法通過細胞膜進入細胞內，殺死病毒。這時，殺手T細胞的出場就變得很重要了，因為它能夠找出被病毒感染的細胞，將之消滅。

為了製造出殺手T細胞，需要樹突細胞先執行抗原呈現。一般流感病毒感染的是氣管的上皮細胞，不會感染樹突細胞。但是，如果被病毒感染的上皮細胞死亡，死骸的一部分會被樹突細胞吞噬，此現象稱為交叉呈現，等於以間接的方式把病毒抗原呈現在細胞表面。換句話說，如果感染流感病毒，除了形成抗體，身體也會製造出殺手T細胞，最後在兩者的作用下，將病毒逐出體內。有關詳細的機制我將留待第5章說明。

E　流感疫苗的問題與效用

流感疫苗的製作方式是以雞蛋培養病毒，再利用乙醚部分分解得到的病毒，最後再以福馬林去除病毒的活性，以這種方式製作的疫苗就是不活化疫苗。在製造疫苗之前，WHO會針對該年度冬天會流行的流感病毒種類進行預測，再根據預測結果生產疫苗。目前的流感疫苗是四價，混合了A型的H1N1型、香港（H3N2）、兩種B型病毒株，可惜的是效果只能算是差強人意。日本的疫苗有效率每年都不一樣，大約介於百分之五十至六十，如果運氣特別不好，據說有些年度的有效率僅有百分之三十左右[※7]。流感疫苗的有效率在美國也差不多，根據美國疾病管制與預防中心（CDC）公布的數據，二〇一八至二〇一九年疫苗接種者的各年齡層與針對A型、B型病毒的疫苗有效率分別是：六個月至十七歲的有效率是百分之六十一、十八歲到四十九歲的有效率是百分之

三十七、五十歲以上則驟降到百分之二十，所有年齡層的平均是百分之四十七左右[※8]（表4－4）。高齡者的疫苗有效率明顯下降的原因有兩個，一是免疫力隨著年齡增長而下降，其次與後面會提到的「抗原原罪」現象有關。

那麼，疫苗有效率若為百分之五十，可望得到什麼樣的具體效果呢？第一，即使流感疫情爆發，實際上發病的成人大約是每一百人中有十人，所以姑且把流感的發病率設為百分之十，以這個條件為前提，所謂的疫苗有效率百分之五十，意思是假設一百人中沒有人接種疫苗，那麼發病的人就是十人。但如果這一百人中所有的人都接種疫苗，那麼發病的人會減少到五人。換句話說，不會得到流感的人從九十人增加到九十五人。但是，對一個一百人的群體而言，即使發病的人增加了五人，大概也覺得無關痛癢吧。

那麼，如果把群體人數放大到一千萬呢？透過疫苗接種，應該可以把發病人數減少到五十萬人。

年齡	疫苗有效率
6個月～17歲	61%
18歲到49歲	37%
50歲以上	20%
所有年齡層的平均	47%

表4-4　美國各年齡層的疫苗有效率

如果放大到日本總人口數（約一億兩千萬人）的層級，即使疫苗的有效率只有百分之五十，也能獲得顯著的效果（此段內容有參考神奈川縣警友醫院的菅谷憲夫醫師的見解[※9]）。如果換個方式解釋，意即即使個人難以親身體會流感疫苗的效果，但對整體國民而言還是具備一定的效果。

不過，不可否認的是，相較於其他疫苗，流感疫苗的效果不但薄弱，保護力持續的時間也很短暫。如同前述，疫苗的效果之所以差強人意，原因在於：①病毒的抗原性因抗原漂變和抗原轉變而頻繁產生變化、②目前還無法準確預測抗原性的變化發展等，但似乎還有其他幾個理由。

其中之一和疫苗的製作材料是雞蛋有關。也就是說，藉由雞蛋培養病毒的過程中，可能會使病毒為了適應雞蛋環境而產生突變，結果培養出來的病毒和實際流行的病毒出現些微差異[※10]。如果使用這樣的病毒製作疫苗，和原先預期的病毒種類會產生些微出入，當然效果也跟著大打折扣。況且，若使用雞蛋製作疫苗，一來得消耗大量的雞蛋，時間與成本的支出都相當可觀，因此最近的趨勢是利用細胞培養技術來製作疫苗。值得一提的是，最近也開始製造出病毒不容易突變的培養細胞了[※11]。

疫苗效果不佳的另一個理由是據說流感病毒會出現所謂的「抗原原罪（Original antigenic sin）」現象，據說尤其與高齡者對疫苗的低反應性有關。所謂的「抗原原罪」，在討論疫苗的效果上是一種很重要的概念，所以以下為各位稍作說明。

首先，所謂的「原罪（Original sin）」，其概念來自基督教的創世神話，也就是亞當與夏娃違反神的命令偷嘗禁果，雖然因此促成人類的誕生，但人出生時便背負著罪惡。

接著我們把這個故事的主角換成流感。假設世上存在著兩種非常相似的流感病毒，分別稱為X和Y。若感染了病毒X（或者接種了以X為病原體的疫苗），感染者的體內通常會對病毒X形成抗體。

但是，在對病毒X形成抗體時，若感染上新的病毒，也就是與X非常相似，但卻是不同種類的Y病毒（或者接種了以Y為病原體的疫苗），也不知為何，後來感染Y病毒的人，雖然能夠對X病毒持續形成抗體，但是對新感染的Y病毒，卻只能製造少許抗體。說得具體一點，因為一開始先對X病毒產生免疫反應，所以難以對Y病毒產生反應。或者說對X病毒產生免疫反應已經成了「原罪」，所以遇到與X病毒非常相似的Y病毒時，會無法順利產生反應，這種現象就是所謂的「抗原原罪」。

不過針對這個現象，最近有人提出不同的見解[※12]，認為對一開始遭遇的病毒優先反應已經植入（即免疫上的銘印）身體，所以儘管後來接觸遭遇的病毒與最初遭遇的病毒非常相似，免疫反應還是以對最初的病毒為優先。但也有人認為，不論是「抗原原罪」也好，還是「銘印效應」也罷，總之，身體只會針對首先遭遇的病毒優先產生免疫反應，接著便如同「行屍走肉」般維持這樣的運作，對第二種感染的病毒（或者是接種）無法順利產生反應[※13]。

這個看法的確讓我覺得有些新鮮。不過，一種病毒存在著多數抗原，其中有些是共同針對流感病毒的抗原，也有些不是。另外，抗原也有強（即容易製造抗體）弱之分，所以我忍不住覺得這個理論把實情想得太過單純了。

因此，我決定從病毒粒子上的抗原決定位來分析這個現象。

首先說明何謂抗原決定位。它是抗原上與抗體結合的部位，一個抗原上有好幾個抗原決定位（又稱表位）。

舉例而言，流感病毒粒子的表面至少有HA、NA這兩種醣蛋白（抗原）表現（圖4－1上半部），而這兩種醣蛋白各自存在著多數的抗原決定位。

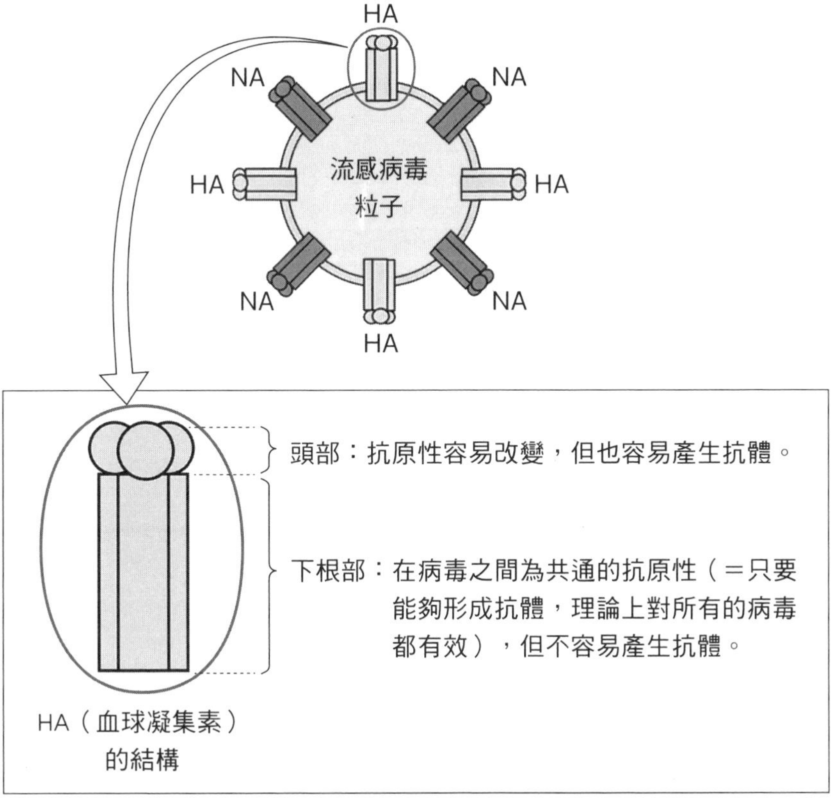

圖4-1　流感病毒粒子上的血球凝集素的結構與性狀

ＨＡ在結構上分為頭部和下根部兩大區域（圖４－１下半部），每個部位各自存在著多數的抗原決定位。如同前述的理由，ＨＡ頭部容易發生點突變，所以每種病毒的抗原體都不一樣。但是這個區域可能是不會暴露於外的關係，容易形成抗體。簡單來說，一般認為ＨＡ頭部存在著多數容易製造抗體（即免疫原性高）的抗原決定位。目前使用的流感疫苗，也以ＨＡ頭部的成分當作抗原。

相較之下，ＨＡ下根部則是不容易突變，而即使在不同的病毒之間，胺基酸序列也幾乎維持不變。因此，只要順利針對這個部位製造出抗體，理論上抗體就能消滅任何種類的流感病毒，就醫學的角度而言，這會成為作用非常強大的抗體。但是，問題可能出在ＨＡ下根部被ＨＡ頭部遮擋，所以不容易製造出抗體。換句話說，存在於ＨＡ下根部的抗原表現位大多不易製造抗體（即免疫原性不高）。

如果按照前述的「抗原原罪」理論，如果容易製造抗體的ＨＡ頭部搶先一步，那麼原本就難以製造抗體的ＨＡ下根部，只會變得更不容易製造抗體了。

另外，如果依照「銘印效應」的理論，如果ＨＡ下根部能夠搶先ＨＡ頭部先製造出抗體，那麼該抗體之後也可能會被優先製造。也就是說，不論之後感染的是哪一種流感病毒，優先製造的一定是ＨＡ下根部的抗體。而使用這個部位製造的抗體所製成的疫苗，能夠對所有類型的流感病毒發揮效果，也就是所謂的「通用疫苗」，這的確是值得高度期待的挑戰與嘗試。事實上，美國已經試作出針對HA下根部的抗體所研發的疫苗，目前也進入了臨床試驗[※14]。

其次是針對現行的流感疫苗，保護力僅能持續幾個月的問題。能夠對流感疫苗產生中和抗體（殺死病毒的抗體）的B細胞（漿細胞），壽命極為短暫，但原因為何，至今仍然成謎。此現象普遍存在於所有人，沒有年齡之分，似乎和前述的「抗原原罪」沒有直接關係。目前僅能推測的原因是當作疫苗的抗原使用的HA多肽（抗原決定位）並不是最好的選擇，即便能夠製造抗體，效果也很薄弱，而且產生抗體的期間也很短暫[※15]，這也是目前亟待解決的重大問題。

接著是有關副作用的問題。有些人對疫苗持反對意見，其中包括認為「疫苗是猛藥」的近藤誠先生，他在其著作《疫苗副作用的恐怖之處[※16]》中寫道「流感疫苗的目的僅不過是為了預防一般的感冒，風險過高，打了也沒用」。

但是如同前述，流感並不是「一般的感冒」。而且前述也已提過，事實上，相較於接種疫苗所引發腦病變發生的頻率是每一百萬次不到一次，而自然感染流感所引發腦病變的頻率則高出許多。另外，如本章一開始就提到，如果因流感併發腦病變，大約有三成的患者會留下嚴重的後遺症，約有接近一成的患者死亡。因此，接種疫苗確實得承受一定程度的風險，但我認為與純粹擔心副作用相比，對流感的可怕之處具備正確的認知，毋寧更為重要。

另外，針對近藤先生說的「疫苗是猛藥」，我也想闡述己見。所有的疫苗確實已被藥事法列為劇藥，所謂的劇藥，意指對身體的作用力強，若使用過度會有中毒危險的藥物。因此，接種的劑量如果超標，也會造成危險。說個題外話，不曉得各位讀者是否知道，很多人每天必喝的咖啡中所含的咖啡因，其實也被列為劇藥呢！但是，我想大概沒有人會說：好吧，咖啡因既然很危險，那以後我不喝了。

若攝取咖啡因過量，確實有可能危及生命，但如果適量攝取，就能像享受一杯香醇的咖啡一樣，帶來各種正面效益。換言之，只要分量調節得宜，有些劇藥也能發揮極大的作用，這點也適用於疫苗。如同第2章的2－4所述，疫苗必須先經過第一期、第二期、第三期共三階段的臨床實驗，接著再進行有幾千名受試者參加的大規模安全性試驗和有效性試驗，投予的安全劑量也是透過上述試驗所決定。所以針對近藤先生說的「疫苗是猛藥」，我不禁以為這種說法僅著重於疫苗的一種面向，容易讓人產生誤解。

F 接種流感疫苗對高齡者有意義嗎

前面有提到高齡者的流感疫苗有效率很低，僅有百分之二十左右。有關這個問題，有人在最近做了一番解析，原因似乎是B細胞本身的反應性隨著年齡增長而大幅降低[※17]。換句話說，進入高齡後，B細胞的能力會逐漸減退。但是，不僅是日本，歐美各國也非常鼓勵高齡者接種疫苗。或許聽起來有點像是在唱反調，不過為什麼政府要鼓勵高齡者接種疫苗呢？

原因非常簡單，因為已有報告指出他們若接種疫苗，高齡者的流感死亡率將會大幅下降[※18]。美國在二〇〇七年提出的報告也同樣指出這一點[※19]。

不過，有關高齡者死亡風險的下降程度，各方的看法不一[※20、21]。美國耶魯大學的研究員們最近發表了相關的研究報告[※22]，他們使用數理解析（使用現在的某項數據，以電腦自動分析數據並進行預測）的結果發現，即使疫苗的有效率低，但只要提升接種率，確實能夠使感染者的死亡風險下降。根據他們的研究，即使疫苗的有效率僅有百分之二十，但只要接種率提高到百分之四十三，死亡人數就會減半。美國目前每年死於流感的人數介於一萬二千人至五萬六千人，如果能減少一半，對整個美國而言，也是大幅降低了死亡人數。

回頭看看日本，日本每年死於流感的人數約為兩百人，假設能減少一半，就能挽救一百條寶貴的人命，是非常有意義的成就。雖然高齡者對疫苗的反應性弱，製造出來的抗體也不甚理想，但透過接種，至少能獲得一定的免疫力，減少嚴重併發症發生的機率，進而降低死亡率。

高齡者專用的特別疫苗目前也仍持續開發，截至目前為止，聽說在歐美已經開始看到相較之下，算是很不錯的臨床實驗結果了[※23、24]。

G 有關流感疫苗的個人己見

如同前述一再提及，流感疫苗的效果確實不如預期，只能算是差強人意。很多人即使接種，恐怕也很難感受到明顯的效果。但是如果把層級從個人放大到整個國家，透過疫苗接種，確實能夠減少流感的死亡人數。

況且，即使接種疫苗的確會造成一定程度的副反應，但是重症的比例極低。反倒是因自然感染而產生的併發症，不但頻率更高，而且一旦發病會變得相當棘手。尤其是被列入「高風險族群」的六十五歲以上長者、嬰幼兒、孕婦、有呼吸系統和循環系統方面宿疾的人（不論年齡）、糖尿病和慢性腎臟病患者、免疫力低落的人，更有可能引起嚴重肺炎、支氣管炎等嚴重併發症。

基於上述理由，即使現行流感疫苗的「保護力」相當有限，但我還是強烈建議「高風險族群」接種疫苗。因為就我看來，目前沒有更好的選擇。因此，近藤先生所說的「流感疫苗的目的僅不過是為了預防一般的感冒，風險過高，打了也沒用」，我認為是一派謬論。

沒有重大病史，身體狀況一向良好的各位讀者，請不要被近藤先生的「疫苗無用論」之類的想法迷惑，請想想我在前面分析的疫苗的利與弊，再決定要不要接種疫苗吧！順帶一提，我自己也勸母親（九十八歲）和內人的母親（九十四歲）接種流感疫苗，而她們兩位也接種了。至於我本人（七十二歲），考量到我幾乎連感冒都難得中獎一次、工作太忙抽不出時間等因素，所以還沒有接種流感疫苗。但是，我想無論如何，最近應該會抽出時間接種吧。

H　流感抗病毒藥劑的現狀

口服或吸入劑型的流感抗病毒藥劑，最近用於治療的機會大增，以下為各位稍微介紹。

最近這十幾年來經常使用的是神經胺酸酶抑制劑。作用是抑制流感病毒的神經胺酸酶（NA）作為酵素的機能，遏止病毒從感染細胞擴散出去（也就是預防其他細胞也受到感染）。口服的克流感（Tamiflu）和吸入劑型的瑞樂沙（Relenza）都屬於此型。

日本政府擔心新型流感爆發，所以從二〇〇四年起把「克流感」和「瑞樂沙」納入戰備藥品，據說現在的儲備量已達幾千萬人口用量。不過，在國際上享有盛名的實證醫療資料庫考科藍（Cochrane Database of Systemic Reviews），仔細調查在全球發表的有關神經胺酸酶抑制劑的實證醫學文獻之後發現，在不適症狀出現後的四十八小時內投予「克流感」和「瑞樂沙」，確實能夠讓流感的症狀延遲一天發作，但是對於降低支氣管炎和肺炎等併發症的發病率和入院率，卻幾乎毫無作用。另外，針對這兩種藥物是否可當作預防流感的藥物進行調查後，結果證實僅有些微的效果，但考慮到這些藥物所造成的副作用（噁心、嘔吐、時而暈眩、失眠、疼痛等神經方面的症狀），將之定位成不建議優先使用的藥物[※25]。

日本也經常使用「克流感」和「瑞樂沙」，流感篩檢的結果如果是陽性，很多醫生都會開立克流感或瑞樂沙。標準療程是口服（或吸入）五天，一天兩次，一次治療的藥價大約接近日幣三千元（約台幣六百多元）。在日本生產克流感的中外製藥，據說在二

○一七年，單是克流感的年度銷售額就高達日幣一百六十九億[※26]。

不過，即使能夠讓流感的症狀延遲一天發作，想到藥物的費用和副作用等缺點，總覺得代價和回報不成比例，真的值得被列入國家的戰備藥物嗎？順帶一提，WHO在二○一七年已經把「克流感」從必要藥品的名單中剔除了[※27]。

最近也有醫療院所開始使用有別於克流感等神經胺酸酶抑制劑的新藥紓伏效（Xofluza）。流感病毒為了在體內增生，需要本身具備的RNA聚合酶發揮作用，紓伏效能夠選擇性阻斷RNA聚合酶的機能，達到抑制病毒增生的目的。

紓伏效的一大優點是一天僅需口服一次，所以從二○一八年三月開始銷售以後，大約在短短半年內，在流感抗病毒藥劑市場的市占率已超過百分之六十五[※28]。不過提到臨床的有效性，紓伏效卻有負眾望，據說和「克流感」沒有太大差別[※29]。而且大約有百分之五的人，會出現腹瀉和肝功能障礙等副作用[※30]，另外也有報告指出已出現對紓伏效產生抗藥性的流感病毒。在日本使用紓伏效治療，一次的藥價將近日幣五千元，假設每年都有一千萬名以上的流感患者都使用紓伏效，等於近五百億日幣的醫療支出。或許開立處方箋的醫師、銷售產品的藥廠、藥局會覺得多多益善，但對患者會造成何種影響呢？「克流感」和「瑞樂沙」也同樣都有這個問題，由此可見，距離完美藥物的問世，還有一大段要努力的空間。

I 就診之前

即使覺得自己好像得了流感，也不需要急著就醫。流感正值高峰期時，各個醫療院所無不人滿為患，如果貿然就醫，反而徒增感染風險。不如多喝水、充分休息。如同前述，流感抗病毒藥劑雖然具備一定程度的效果，但也僅是略為縮短發燒的天數，而現階段也沒有更好的藥物。總之，雖然這是醫生開立的處方藥，但請各位不要過度期待它的效果。

42 子宮頸癌（人類乳突病毒感染）

A 何謂子宮頸癌

所謂的子宮頸癌，是在子宮入口附近（子宮頸）形成的惡性腫瘤。日本每年的子宮頸癌患者約有一萬人，而死於子宮頸癌的約有三千人。[※31]好發於正值生育年齡的婦女，所以又有「媽媽殺手」之稱。

子宮頸癌最近有上升的趨勢，明顯異於呈現持平或出現減少傾向的肺癌、大腸癌、胃癌、乳癌等主要癌症。主要原因是此病由病毒感染所引起，所以透過感染會使染病人數增加。

B　子宮頸癌和HPV

子宮頸癌的發病與DNA病毒之一的人類乳突病毒（HPV：Human papilloma virus）有著密切的關係。如第1章的開頭已述，德國的哈拉爾德・楚德・豪森博士，發現HPV是造成子宮頸癌的原因，也因此在二〇〇八年獲頒諾貝爾生理醫學獎。HPV的類型超過一百二十種，其中有包含16型、18型在內的十五種類型，具備較強致癌性，通稱為高危險型HPV。雖然感染了高危險型HPV，並不是百分之百會罹患子宮頸癌，但這些高危險型HPV會感染子宮頸部的細胞，進而癌化。目前的子宮頸癌有九成以上感染的都是高危險型HPV。

受HPV感染後，它會存在於身體的各個部位，透過性交，不論男性還是女性都會受到感染。除了性器官，HPV也存在於口中，所以即使使用保險套，也無法杜絕感染風險。據估計，從未發生性關係的女性中，有百分之五十至八十曾經感染HPV。當然，有過感染經驗的比例，也和性伴侶的人數呈正比，隨著人數的增加而提高。

即使受到HPV感染，通常不會出現明顯的症狀，所以幾乎所有的感染者都是渾然不覺。大多數人（約九成）的感染是暫時性的，但是病毒會在一小部分人的體內長期存活，這種狀態就是所謂的持續性感染。

子宮頸部的細胞如果持續被HPV感染，就會出現「發育異常」，也就是細胞的增生異常，演變成「癌前病變」的狀態。一開始是輕度癌前病變，後來惡化成中度，最後是高度病變。到了高度病變的階段，就是所謂的子宮頸原位癌。如果「子宮頸原位癌」擴散到周圍的組織，就是所謂的「子宮頸浸潤癌」。

根據日本婦產科學會發行的「子宮頸癌Q&A」，從HPV的持續性感染發展到「癌前病變」的比例大約占整體的一成左右，若進一步惡化到「子宮頸浸潤癌」的比例應該低於癌前病變的一成[※32]。換言之，從「HPV的持續性感染」演變到「浸潤癌」的機率大約是百分之一。或許有人認為這個數字不高，但是果真如此嗎？

雖然是近十年的統計數據，但根據以東京都內的女性為對象，調查有關HPV感染的資料顯示，二十五至四十四歲的年齡層有百分之二十至三十的HPV DNA為陽性，換言之，在檢測之前，HPV已經存在於體內了[※33]。雖然檢測的結果為陽性，並無從得知是否為持續性感染，但這個結果已清楚告訴我們HPV感染是很稀鬆平常的事。如果演變成持續性感染，有一定的比例會惡化成浸潤型的「子宮頸癌」。事實上，日本每年約有一萬人被診斷罹患子宮頸癌，而且約有三千人因子宮頸癌死亡。因此，各位千萬不可輕忽罹患子宮頸癌的風險，須做好預防感染的對策。

子宮頸癌若惡化到一定程度，可以透過子宮癌（包括子宮頸和子宮內膜癌）檢查發現。但早期的子宮頸癌有時無法偵測出來，和日本文化上的問題也有部分關係，子宮頸抹片和子宮內膜癌的篩檢率僅有百分之四十，和歐美的百分之七十差距頗大。尤其是二十至二十九歲的女性篩檢率更低，如果不併用其他手段，要降低患者人數和死亡人數很困難[※34]。

因此有人想到透過疫苗接種，以達到防治的效果，但是請各位別忘了，被HPV感染時，我們的身體會表現出什麼樣的反應呢？如果身體一直對HPV能順利產生免疫反應，理論上就不會發生持續性感染了，但實際情況並非如此。我想，如果沒有掌握到這點，就無法判斷疫苗是否成為解決問題的理想方法了。

C HPV能夠迴避身體的免疫反應

針對身體被HPV感染後所引起的反應進行調查後，發現和其他病毒相比，身體對HPV的反應很微弱。事實上，目前已經證實HPV具備好幾種不容易被逐出體外的特質與機制，所以一旦感染了病毒，有時它就會常駐在我們的身體[※35]。以下為各位介紹HPV幾項讓人極為棘手的特性。

第一，HPV原本就具備不容易被檢測的特質。這種病毒的增生速度很慢，感染部位幾乎不會發炎，也不會引起細胞死亡，所以即使入侵身體也不易被發現。第二，一旦感染HPV，宿主細胞不僅會抑制干擾素（抵抗病毒的細胞激素）的分泌，連干擾素要對周圍的細胞發揮作用也受到抑制。簡單來說，病毒對我們的身體無所不用其極，就是要我們對它的入侵渾然不覺。還有其他為了達到這個目的的機制，像是HPV會想辦法妨礙先天性免疫的偵測異物系統（有關先天性免疫的偵測異物系統的功能，將在下一章說明）。

另一方面，HPV會在細胞內增生。因此，即使因免疫反應的刺激而產生抗體，抗體還是對存在於細胞內的HPV無可奈何（因為抗體太大，無法進入細胞內）。為了將HPV逐出體外，必須先活化T細胞，促使其分化出殺手T細胞。但是，HPV能夠抑制免疫系統的作用，讓負責消滅病毒的殺手T細胞不容易產生。

簡單來說，一旦感染這種具備好幾種機制、讓自己不易被偵測出來的病毒，宿主就很難光靠自己的免疫力將之排除。因此，為了對付這種病毒，最好的辦法是預防受到感染。

D　HPV疫苗的現狀與問題點

日本目前使用的HPV疫苗有「嘉喜（Gardasil）」和「保蓓（Cervarix）」兩種，這兩種疫苗的特徵已彙整於表4－5。它們都是由歐美的藥廠所生產的疫苗，再進口到日本。「嘉喜」是四價疫苗，預防的HPV類型是HPV6、11、16、18。HPV6、HPV11也是造成肛門癌和尖狀溼疣（俗稱菜花，性器官產生良性病變的性病）的原因，所以接種「嘉喜」，也能達到預防上述兩種疾病的效果。另一方面，「保蓓（Cervarix）」預防的HPV類型主要是HPV16和18。

簡單來說，這些疫苗並不是對所有類型的HPV都能揮預防的效果。不過，目前日本的子宮頸癌確診病例，大約有百分之六十五是上述類型所引起，所以最主要的HPV類型都已納入疫苗涵蓋的範圍。另外，除了子宮頸癌，接種疫苗也有預防同樣因感染H

	嘉喜	保蓓
製造公司	MSD	GSK
對應的病毒型別	HPV6,11,16,18	HPV16,18
疫苗的種類	非感染性VLP	非感染性VLP
免疫佐劑	鋁鹽	鋁鹽
接種劑數	3劑（0,2,6個月）	3劑（0,1,6個月）
對癌前病變的效果	低	低
對高危險型 HPV感染率的效果	使感染率下降	使感染率下降

表4–5　日本使用的兩種HPV疫苗

PV造成的其他疾病的效果。

不論是「嘉喜」還是「保蓓」，主要成分都是運用基因工程技術所製成的類病毒顆粒（VLP：virus-like particle），沒有含有病毒基因資訊的DNA，疫苗只使用具備病毒主要抗原性的病毒粒子的外殼（也就是病毒空殼）。此類疫苗不是活性疫苗，接種後不會引起病毒感染。為了提高免疫力，這兩種疫苗都添加了鋁鹽當作免疫佐劑（免疫增強劑），接種劑數都是一年內三劑（表4-5）。

使用HPV疫苗的國家和地區已超過一百三十個，在澳洲、英國、美國和北歐各國等國，都已確認透過接種這兩種疫苗，可以降低「癌前病變」的發生率，以及減少高危險型HPV的感染者人數。但是，從開始接種HPV疫苗至今只有十五年，所以尚未有報告明確指出接種疫苗是否可降低子宮頸癌的發病率。不過，芬蘭已經有人提出初期的報告[※36]，提到接種疫苗之後，已經看不到HPV陽性的「浸潤癌」。基於這一點，我想不久的將來，一定有進一步的報告確認HPV疫苗能夠降低子宮頸癌的發病率。

可惜的是，目前的HPV疫苗對已經感染HPV的人無效，似乎也不具備抑制「癌前病變」的效果[※37]，可以想見的原因是HPV具備許多迴避免疫系統的機制。有鑑於感染後才接種也是枉然，最重要的還是預防感染。

為了防患未然，一般建議尚未有性經驗的年齡層也要接種。另外，肛門癌（有七成是因感染HPV）和尖狀溼疣（性器官產生良性病變的性病）的發病也是由一部分的HPV所引起，所以澳洲從二〇一三年起，除了女童，也把十二至十三歲的男童納入接種HPV疫苗[※38]的對象。

日本從二〇一一年起，幾乎所有的地方自治團體都以公費補助HPV疫苗的接種，並從二〇一三年四月起納入定期接種項目。雖然接種率曾一度高達約百分之七十，但沒多久之後，厚生勞動省在二〇一三年六月便發文照會，內容是「暫停鼓勵接種HPV疫苗」。自此，政府不再鼓勵民眾接種ＨＰＶ疫苗，現在的接種率已經降到百分之一以下。

原因是接種ＨＰＶ疫苗後，陸續傳出全身疼痛、步行困難、視力模糊、暈眩、認知功能下降等各種症狀。表４－６彙整的是發布於厚生勞動省官網的各種副反應的症狀與其頻率，資料顯示不論是哪一種疫苗，注射部位出現疼痛和腫脹的頻率都超過百分之十，和其他疫苗相比，出現副反應的頻率明顯高出許多[※39]。

海外也出現同樣的傾向，接種ＨＰＶ疫苗後出現的疼痛感，較其他疫苗強烈，導致年輕女性出現強烈的恐懼感，甚至還有接種後昏厥的案例。但是，不論是國外還是日本國內的調查，都有報告指出以年輕女性而言，有些人出現同樣的症狀，但與接種疫苗沒有關係。換言之，不良反應與疫苗接種的因果關係尚未得到確認。簡單來說，為了釐清這到底是因疫苗引起的「副反應」，還是湊巧同時發生的「不良事件」，似乎是今後仍需探討的課題。

曾經在接種疫苗之後產生各種不適的人，心裡一定覺得非常委屈，但要明確區分究竟是「副反應」還是「不良事件」非常困難。順帶補充的是，如果出現重度知覺和疼痛的後遺症，最近開始適用於醫藥品醫療機器綜合機構（ＰＭＤＡ）的救濟制度[※40]，這當然

頻率	嘉喜	保蓓
10%以上	注射部位出現疼痛和腫脹	搔癢、注射部位出現疼痛和腫脹、腹痛、肌肉疼痛、關節疼痛、頭痛等。
1～10%以下	注射部位搔癢・出血、頭痛、發燒等。	蕁麻疹、暈眩、發燒等。
1%以下	手腳疼痛、腹痛等。	注射部位的知覺異常、麻痺感、全身無力。
頻率不明	疲勞感、昏厥、肌肉疼痛、關節疼痛等。	手腳疼痛、昏厥等。

表4–6　HPV疫苗造成的副反應與其頻率

是樂見其成的好事。我希望政府能積極作為，朝著只要「非常疑似是副反應」就給予救濟的方向去努力，而不是一定要證據確鑿才受理。只以缺乏科學證據為理由，便駁回受害者的救濟申請，很可能會讓他們喪失應有的權益，受害者並沒有錯，雖然政府用的字眼是「救濟」，但我認為用「補償」毋寧更為恰當。

另外，如表4－7所示，雖然相當罕見，但接種HPV疫苗後，也曾傳出有其他嚴重副反應的個案。

首先是全身性嚴重過敏反應。如第3章的3－7所述，這是一種在全身發作的嚴重過敏。也有發作於接種其他疫苗後的案例，但有些個案發作的原因和疫苗無

嚴重的副反應	主要症狀	通報頻率＊
全身性嚴重過敏反應	呼吸困難、蕁麻疹發作等嚴重過敏	約每96萬次接種有1起
格林巴利症候群	症狀包括兩手和雙腳無力的末梢神經方面的疾病	約每430萬次接種有1起
急性瀰漫性腦脊髓炎（ADEM）	腦神經方面的疾病，症狀包括頭痛、嘔吐、意識模糊等。	約每430萬次接種有1起
複雜性局部疼痛症候群（CRPS）	因外傷引起的慢性疼痛，但發病原因不明。	約每860萬次接種有1起

＊截至2013年3月的通報中，無法完全否定與疫苗無關的通報頻率。

表4-7　因接種HPV疫苗所引起的嚴重副反應與通報頻率

關，而是攝取了某些食物（小麥、牛奶、花生等）。截至目前的統計，日本大約每一千人有幾人有全身性嚴重過敏反應的病史，但因接種疫苗而引起重度全身性過敏的頻率非常低，大約每一百萬人不到一人，接種的疫苗包括HPV疫苗在內。總之，接種HPV疫苗而引起全身性嚴重過敏反應的頻率並不高。

其次是格林巴利症候群。如第3章的3－7所述，接種流感疫苗後發病的頻率是每一百萬次接種有一次，而HPV疫苗則是每四百三十萬次有一次。

急性瀰漫性腦脊髓炎（ADEM）是一種傳染病毒後或是接種疫苗後，突然發病的急性腦炎，大約也是每四百三十萬次接種有一次，相當罕見。一般認為可能好發於一部分擁有特異體質的人，但遺憾的是，目前無法在接種疫苗之前預測是什麼樣的人可能會引發急性腦炎。

所謂的複雜性局部疼痛症候群（CRPS），是一種因外傷而產生慢性疼痛，但發病原因不明的疾病。以HPV疫苗而言，通報頻率是每八百六十萬次接種有一次。症狀大多是四肢產生劇烈的疼痛，會造成患者極大的痛苦。至於發病的機制還有待今後的研究。

除了上述副反應，日本的西岡久壽樹教授（東京醫科大學）和橫田俊平教授也在報告中將HANS症候群列入HPV疫苗的副反應。所謂的HANS是HPV vaccine associated neuropathic syndrome的縮寫，意思是與子宮頸疫苗相關的神經免疫異常症候群。根據這兩位的說法，出現在接種HPV疫苗後的青春期女性的各種神經系統症狀，包括無法行走、痙攣、慢性疼痛等，都是由免疫系統的攻擊所引起，而元凶正是HPV疫苗。西岡醫師的研究團隊在以下的報告發表了當作其中部分證據的內容。

他們向小鼠投予HPV疫苗（嘉喜），調查腦部會發生何種變化。結果發現小鼠腦部的下視丘，只有在HPV疫苗同時與百日咳毒素一起投予時會遭受破壞，造成運動機能和反射出現障礙。但如果個別單獨投予HPV疫苗與百日咳毒素，就沒有出現這樣的變化。[※42]一般而言，向體內投予的蛋白質，無法通過存在於腦血管的血腦屏障，所以不會輕易進入大腦。但目前已知百日咳毒素可打開血腦屏障，所以西岡教授的研究團隊為了便於讓HPV疫苗進入腦部而使用了百日咳毒素。因為也有人出於實驗性質，把百日咳毒素當作免疫佐劑使用，所以他們的主張是透過小鼠的實驗，證實把HPV疫苗與免疫佐劑同時向小鼠投予，免疫系統便轉而攻擊腦部，形成了所謂的HANS症候群。

這份研究結果曾刊登於國際期刊《Scientific Reports》，但大約一年半之後，該期刊決定將這篇論文下架。事實上，就身為免疫學者的我看來，也覺得這篇論文有幾個有待商榷之處。

首先是疫苗的投予量。以「嘉喜」來說，若接種對象是九歲的女童，標準注射劑量是一次五百微升（零點五毫升），總計在六個月內注射三劑。這個年齡的平均體重是二十九點九公斤（根據文部科學省．平成二十九年度學校保健統計調查的數據），若換算成每一公斤體重的投予量，一次的投予量大約是十六點七微升，三劑的總計投予量是五十點一七微升。

相較之下，前述提到的小鼠實驗中，研究團隊向九週齡的雌小鼠一次投予一百微升的疫苗，十週內總計投予了五次「嘉喜」。小鼠的平均體重約為二十公克，若換算成每公斤的投予量，等於一次的投予量達五千微升，總投予量是兩萬五千微升。換句話說，在這項以小鼠為對象的實驗，與人的投予量相比，向小鼠一次的投予量大約多了三百倍，總計投予的「嘉喜」劑量，約是人的五百倍。當然，這是純粹就體重的比例來計算的投予量，我們也必須把人和小鼠各自對HPV疫苗的分解、代謝能力考慮進去。但後者沒有數據可供參考，只能就體重進行比較。

另外，論文也沒有提到與HPV疫苗一起投予的百日咳毒素的量。對於一篇要刊登在一流期刊的論文而言，簡直是難以置信。另外，一般的疫苗也不會添加百日咳毒素當作免疫佐劑，所以把它與一般疫苗進行比較，當然極不合理。「嘉喜」使用的免疫佐劑是鋁鹽，但西岡教授的研究團隊，還另外添加了百日咳毒素。就西岡教授的論文來看，雖然有提到單獨投予百日咳毒素時，小鼠的運動機能和神經系統並沒有出現異常或症狀，但也不能完全否定百日咳毒素與嘉喜中的鋁鹽產生相互作用，造成負面影響的可能性。

綜合以上幾點看來，雖然這篇論文引起高度的關注，但就科學的角度而言，是一篇充滿爭議的論文，我想，原本刊登這篇論文的期刊，也是不得不做出下架的決定。

接著談到HANS症候群。一般而言，一種新的疾病為了使它的存在得到國際承認，必須在國際性期刊發表明確記錄了其診斷基準的論文。但是，在舉辦於二〇一四年十二月十日的日本醫師會・日本醫學會聯合研討會「有關子宮頸癌疫苗之論見[※43]」中，西岡教授的研究團隊作為診斷基準所發表的論文，似乎是他在國際學會發表的摘要，而不是經過同行評審的論文。這個狀況之後也沒有改變，所以我認為就目前而言，HANS症候群的存在尚未得到國際承認。另一方面，日本婦產科學會基於前述的健康受害問題，二〇一七年向政府發表聲明，希望能及早重啟HPV疫苗的接種[※45]。

最後是海外的狀況。分析全球的臨床試驗結果，並給予客觀評價的實證醫療資料庫考科藍（Cochrane Database of Systemic Reviews），在仔細評估二十六篇在國際發表的有關HPV疫苗的臨床試驗的論文之後，在二〇一八年五月做出結論。當中提到就嚴重的副反應而言，HPV疫苗引起的嚴重副反應，程度和其他疫苗差不多，不具特別高的危險性[※46]。另外，雖然也有人發表了意見與這個結論相左的論文[※47]，但許多國家都承認接種HPV疫苗具有一定的意義，目前約有八十個國家把HPV疫苗的接種納入國家接種計畫。

E　是否應該接種HPV疫苗

我個人希望一般民眾踴躍接種。因為已經證實有將近七成的子宮頸癌，都是因感染特定類型的HPV所引起，而且日本每年大約有一萬人罹患子宮頸癌，還有約三千人因子宮頸癌死亡。放眼海外，雖然有些國家的接種率曾因副反應的問題而一度下降，但絕大多數的國家都已重啟HPV疫苗的接種，並鼓勵民眾施打。以澳洲而言，接種對象已經擴大到男童，不只有女童。另外，澳洲、英國、美國和北歐各國等國家，透過HPV疫苗的接種，感染者的人數和癌前病變的發生率都顯著減少了。芬蘭也有初期的報告提到有浸潤性癌逐漸縮小的個案。綜合上述內容，子宮頸癌絕對是可以透過疫苗的接種，達到預防目的的疾病，也就是一種VPD（Vaccine preventable disease）。當然，我也衷心期盼日本能早日重新鼓勵民眾接種HPV疫苗。

4-3　麻疹

麻疹英語稱為Measles，由屬於RNA病毒之一的麻疹病毒所引起。此病毒的感染性居所有病毒之冠，感染途徑包括空氣感染（透過直徑不到五微米的粒子傳播感染）、飛沫感染（意即藉由含有水分、直徑超過五微米的粒子傳播感染）、接觸感染。簡單來說，只要感染麻疹病毒，幾乎沒有人能夠倖免，統統都會發病。而且只要出現一名患者，就有十幾個人會被感染。

發病的初期症狀包括發燒至三十八度C、鼻腔和喉頭發炎（也就是一般感冒的症狀），有時在靠近臼齒的黏膜處會看到稱為「柯氏斑點」的白斑（不過感染德國麻疹等傳染病時，有時也會出現柯氏斑點。所以不是只要看到柯氏斑點，就當作感染麻疹了）。接著會出現三十九度C以上的高燒，頭部和脖子都會起疹子。順帶一提，據說麻疹的名稱源自疹子看起來像大麻籽[※48]。

日本一年的麻疹總患者人數雖然不多，僅有幾百例，但時而出現死亡病例。原因是一旦感染麻疹，身體為了抑制病毒會出現強烈的免疫反應，導致有相當多（約有三成）的患者會出現各種併發症[※49]。若併發中耳炎，有時會造成耳聾。若併發心肌炎、肺炎、腦炎，甚至有危及生命的可能。事實上，光是二〇一七年一整年，全世界就有十一萬人死於麻疹[※50]。若是在因糧食短缺，導致營養不良的地區遭受感染，死亡率更是直線上升。

不過，只要麻疹痊癒，幾乎所有的人都能獲得強大的免疫力，而且維持的時間長達幾十年。換句話說，接種疫苗確實能達到預防麻疹的效果，事實上，這也是唯一的預防方法。好在只有人會感染麻疹，所以只要接種率提升，讓整個社會獲得群體免疫（第3章的3-6），麻疹就有可能像天花一樣，完全絕跡於世界。順帶一提，回顧以往至今的疫苗史，因疫苗而被消滅的疾病，只有人感染的天花和牛感染的牛痘。有趣的是，引發牛痘的牛痘病毒，其實是麻疹病毒的始祖。

目前接種的麻疹疫苗，通常都是麻疹和德國麻疹的混合疫苗，但以前接種的是純麻疹疫苗，屬於活性疫苗。首先在一歲左右接種一劑，接著在上小學的前一年再接種一劑。雖然有極少數嚴重副反應的個案出現，但是和麻疹併發症風險一比，明顯低許多，所以一般都是鼓勵接種。

另一方面，我在各種對疫苗採取批判態度的書籍曾看過這樣的記述「麻疹病毒已經在日本絕跡，所以最好不要接種麻疹疫苗」。就醫學的觀點而言，這是明顯錯誤的觀念。如同我在第3章的3-6所述，日本雖然曾經一度被WHO列入麻疹絕跡國家名單，但是一整年已出現好幾百個麻疹病例，而且日本國內有很多人沒有具備足夠的抗體※51。因此，我認為接種麻疹疫苗確實有其必要，也鼓勵各位踴躍接種。

4-4 德國麻疹（風疹）

德國麻疹的症狀與麻疹類似，發病後大多經過二至三天就會痊癒，所以在日本又名「三日麻疹」。因為此傳染病最早由德國人所確證，所以英文稱為German measles，由屬於RNA病毒之一的風疹病毒所引起。此病毒的感染力強，只要出現一名患者，就有五至七人會被感染。

如果孩童被感染，除了發燒至三十八度C、全身起疹子，也會出現輕微咳嗽等感冒症狀，有時頸後和耳後的淋巴結會腫大。如果是成人受到感染，會發高燒、起疹子、關節疼痛，也可能會覺得很不舒服。

需要特別注意的是如果孕婦受到感染。在懷孕滿二十週之前，胎兒也會受到感染，有時會引起所謂的「先天性德國麻疹症候群」（CRS：Congenital rubella syndrome）。很可能會導致新生兒出現耳聾、先天性心臟病、白內障等缺陷，有時也會造成智力受損，是相當可怕的疾病。日本從一九九九年至二〇一九年這二十年間，總共出現了六十七例CRS[※52]，大多數都是由孕婦在職場受到繼發性感染所引起[※53]。孕婦若感染德國麻疹，胎兒有很高的機率會罹患CRS；以機率而言，孕期四週是百分之五十以上、八週是百分之三十五、十二週是百分之十八。另外，成人有百分之十五是不顯性感染（無症狀感染），所以即使孕婦本人沒有出現症狀，胎兒還是有可能罹患CRS[※54]，因此千萬不可掉以輕心。

每一年的德國麻疹病例數都不一樣，日本在二〇一八年通報的病例有兩千九百一十七起，到了二〇一九年十月，通報的病例數已超過兩千兩百起。經過病毒基因定序，據說很可能是境外移入。

目前接種的疫苗，都是麻疹和德國麻疹的混合疫苗，屬於活性疫苗，也包含在「定期接種」的項目中。首先在一歲左右接種一劑，接著在上小學的前一年再接種一劑。和其他疫苗一樣，有極少數嚴重副反應的個案出現，但是相較於德國麻疹的併發症，風險明顯低得多，所以一般都是鼓勵接種。

另一方面，前面提到的近藤誠先生在他的著作《疫苗副作用的恐怖之處[※16]》（文藝春秋）寫道：「我建議在準備懷孕時，先測量抗體效價，再決定是否接種德國麻疹疫苗，至於男性則沒有必要接種。」這完全是錯誤的觀念。

理由是德國麻疹的疫情在二〇一二年至二〇一三年爆發時，約有八成的患者是男性，感染的比例尤其以二十幾歲至四十幾歲的年齡層居多[※55]。所以，小時候沒有完整接種兩劑的人，或者是正值建議接種年齡的孩子，我建議最好接種疫苗。目前無法確認出生於一九六二年四月二日至一九七九年四月一日的男性是否接種疫苗，所以無從得知自己是否具備抗體的人，可在各縣市政府接受檢查，詳情請自行參閱厚生勞動省的官網[※56]。

雖然極為罕見，但如果感染德國麻疹，還是有重症化、引發腦炎的可能[※57]，大約是每六千人會有一人的機率。況且這個數字遠高於因疫苗副作用引起腦炎的頻率，因此，我認為不論男女都應該接種德國麻疹疫苗，只要接種兩劑疫苗，約有百分之九十五的人都能獲得免疫。

45 水痘

水痘的英語稱為Chicken pox，但這種傳染疾病和雞沒有關係。有關其語源一直眾說紛紜，有人說是發病時的疹子看起來像Chickpea（鷹嘴豆），也有人說是因為疹子看起來就像被雞喙啄過留下的痕跡[※58]。

水痘由屬於DNA病毒之一的水痘帶狀皰疹病毒所引起，此病毒的學名是人類皰疹病毒三型。另外還有兩種與其非常相似的病毒，分別是引起唇皰疹的第一型單純皰疹病毒，以及引起生殖器皰疹的第二型單純皰疹病毒。總而言之，水痘病毒是一種皰疹病毒。

水痘帶狀皰疹病毒的感染力強，主要是藉由空氣傳染，只要出現一名患者，就有八至十個人會被感染。為了預防水痘發病，唯一的手段就是接種疫苗。

水痘是一種發病於當身體首次感染水痘帶狀皰疹病毒時的傳染疾病。初期症狀包括微燒、頭痛和倦怠感，接著出紅疹。水痘的紅疹，像表面突起的小水泡，一段時間後會結痂、消失。但是疹子如果起得很嚴重，有時會留下疤痕。併發症包括皮膚發生繼發性感染、脫水、肺炎和無菌性腦膜炎（包覆腦部的髓膜發炎）、腦炎等，但基本上預後都算良好。但是，即使已經痊癒，但病毒仍可能潛伏於神經細胞，若是免疫力下降，病毒就會再度復發，引起帶狀皰疹。換言之，水痘和帶狀皰疹都是由同一種病毒所引起。

帶狀皰疹發病時，大多數人的身體（身體的左右任一邊）會感到刺痛，接著起紅疹，再形成水泡。水泡大多會造成劇烈的疼痛，甚至有可能痛到無法入睡。

日本成年人大約有九成帶有此病毒。據說從五十歲左右開始感染帶狀皰疹的人愈來愈多，到了八十歲為止，日本人每三人中就有一人曾受到感染[※59]。若感染帶狀皰疹，除了長出又痛又癢的疹子和水泡，也可能引起病毒性角膜炎和結膜炎，甚至造成失明。也可能引發遲遲不見好轉、發作時劇痛無比的帶狀皰疹後神經痛。二〇一四年，英國通報帶狀皰疹患者在發病一個月內，短暫性腦缺血發作和腦中風的風險增加[60、61、62]。因此，帶狀皰疹不是一種完全沒有致命危險的疾病，需要積極地預防與治療。

最近治療帶狀皰疹的藥物有好幾種，而且成效相當不錯。例如「阿昔洛韋（Aciclovir）」「伐昔洛韋（Valaciclovir）」「泛昔洛韋（Famciclovir）」等，都是抗皰疹病毒類藥物。拜這些藥物的問世所賜，帶狀皰疹的治療也大有進展。每一種都是藉由干擾病毒的合成，發揮抗病毒作用。但是，這些藥物並不能消滅已經潛入神經的病毒。因此，最保險的作法是防患於未然，不要讓病毒復發，引起帶狀皰疹。

因此，有無接種疫苗至關重要。水痘疫苗屬於活性疫苗，目前也是「定期接種」的項目之一。小朋友只要滿一歲即可馬上接種第一劑，間隔六個月再接種第二劑。如果僅接種一劑，大約有百分之十的人還是可能感染水痘，但症狀會比自然感染輕微，也比較不會留下疤痕。如果接種完整兩劑，得到水痘的機率是微乎其微[63]。小朋友可以在一歲時，和接種痲疹、德國痲疹疫苗時同時接種。如第3章的3－3所述，不必擔心同時接種會引起大問題。

另外，從二〇一六年開始，基於預防帶狀皰疹的目的，五十歲以上的成人也可以接種水痘疫苗（帶狀皰疹疫苗）了。透過疫苗的接種，可以減少一半感染帶狀皰疹的機率。另外，從二〇一八年起使用的新型疫苗「次單位疫苗」，有別於傳統的活性疫苗，是由病毒蛋白質混合免疫佐劑所製成，不具感染性。根據最近的臨床試驗，使用這種新型的次單位疫苗，預防帶狀皰疹的效果達百分之九十以上[※64]。

以上為各位依序說明麻疹、德國麻疹、水痘，不論哪一種，都是不可輕忽的傳染病。為了快速掌握重點，請各位參考彙整於圖4-2的內容。

不可輕忽的兒童三大傳染病

之一：麻疹

- 免疫細胞被病毒感染，導致免疫機能長期受到抑制，約有3成患者會產生併發症。
- 若併發中耳炎，有可能因此耳聾。若併發心肌炎、肺炎、腦炎等，嚴重者甚至會喪命。
- 接種疫苗可有效達到預防的效果。

之二：德國麻疹（三日麻疹）

- 若孕婦受到感染，嬰兒也會被感染，甚至有可能引發「先天性德國麻疹症候群」。
- 可能會導致嬰兒一出生就耳聾、罹患先天性心臟病、出現白內障和智力受損（CSR）。日本在過去20年的通報病例有67起。
- 接種疫苗可有效達到預防的效果（不論男女都有必要接種）。

之三：水痘

- 只要受到感染，病毒就會潛入神經細胞，潛伏在體內，直到身體的抵抗力隨著年齡增長等因素下降，就可能誘發帶狀皰疹。
- 帶狀皰疹除了引起強烈的疼痛，有時也會引發各種併發症。
- 接種疫苗可有效達到預防的效果。

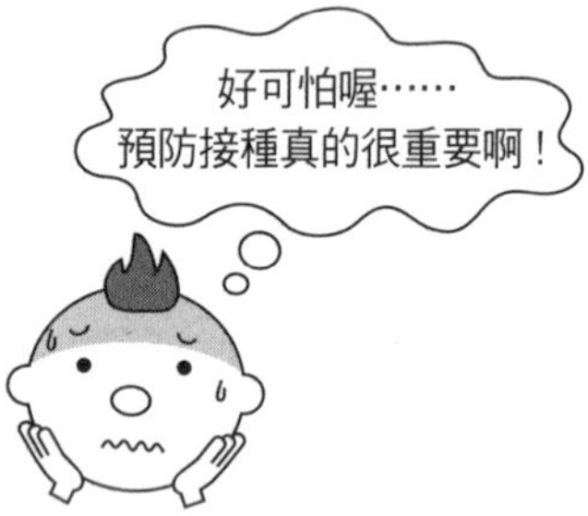

圖4-2　兒童三大傳染病的風險與對策

4-6 百日咳、白喉、破傷風、小兒麻痺

如果要接種百日咳、白喉、破傷風、小兒麻痺的疫苗，現在大多是接種四合一（百日咳＋白喉＋破傷風＋小兒麻痺），或是少了小兒麻痺的三合一（百日咳＋白喉＋破傷風）疫苗。以下依序說明同一項目的每一種傳染病。

A 百日咳

百日咳由百日咳菌引起。百日咳感染的部位是氣管，所以呼吸時會發出極具特徵性的「呼哮」聲，而且持續時間很久。據說百日咳的名稱源自以前是種不容易治癒的疾病，號稱過了百日也不會好，英語稱為Whooping cough，意思是咆哮狀咳嗽。小孩子如果感染百日咳，一開始會「叩叩」地咳個不停，接著發出高聲調的咻咻聲，但是大人不一定能夠從咳嗽聲的變化察覺到可能是感染了百日咳。

百日咳的感染途徑是飛沫感染和接觸感染，只要出現一名患者，就有十六至二十一個人會受到感染。以前是好發於孩童的傳染病，而且讓人聞之色變。在有效的抗菌藥物和疫苗尚未問世的一九五〇年代，光是日本一年的死亡病例大約有一萬人，大多數都是

嬰幼兒。但是，在百日咳疫苗問世之後，死亡人數也隨之驟減，到了今天幾乎是零死亡率。

但是，即使到今天，光是日本一年大約會出現近三千起病例，其中有三分之一是超過十五歲的患者。另外，如果受感染的是孩童，感染源有半數是手足或者是父母的其中之一[※65]。百日咳有很多不顯性感染的患者，也就是即使受到感染也沒有出現症狀（但是感染會向周圍不斷擴大），所以身邊的人很容易在毫無警覺的情況下受到感染。事實上，美國、英國、澳洲等國家都有傳出百日咳的疫情。換句話說，百日咳細菌就存在我們的周圍環境，而且也有境外移入的可能，我們也可能在出國的時候受到感染。日本雖然沒有傳出死亡案例，但並不表示我們已經遠離百日咳的威脅了。

如果確診為百日咳，目前醫師開立的處方藥主要是巨環內酯類抗生素（阿奇黴素、克拉黴素、紅黴素）。大約治療五天之後，體內就檢測不出百日咳菌了，藥效十分顯著。問題在於，如果是成人發病，症狀不包括特有的咳嗽聲，所以不知是百日咳的情況很多。沒有及時使用巨環內酯類抗生素，造成感染持續擴大的情形時有所見。

為了預防百日咳，最有效的方法是接種疫苗。現在主要使用的是四合一，也就是混合了百日咳、白喉、破傷風、小兒麻痺的非活性疫苗，或是少了小兒麻痺的三合一疫苗。從出生滿三個月開始接種第一劑，之後每間隔三至八週再接種兩劑，約一年後再接種第四劑。完整接種四劑後，大約有九成的人可獲得免疫力，不會得到百日咳，問題在於疫苗的效力頂多十年或僅有幾年，所以現在也會出現成人的百日咳患者。因此最近也有人質疑，已經在嬰幼期接種過疫苗的十一歲以上、未滿十三歲的學童和青少年、成人是否需要追加接種。

有關疫苗的副反應，不論三合一還是四合一，都可能出現接種部位腫脹和疼痛的情形，但沒有嚴重的全身性副反應的通報。基本上，這是一種很安全的疫苗。

B　白喉

由白喉菌引起的疾病，受感染部位是氣管。白喉菌會製造強力的毒素，如果作用於神經和肌肉，會導致患者出現呼吸困難、心臟衰竭的症狀，嚴重者甚至會死亡。日本在二戰結束之後的一年間，大約有一萬人因白喉而喪命[※66]。幸好死亡人數之後急速下降，在一九九九年之後，已經沒有出現白喉的病例了。

但是，在海外依舊有白喉的病例出現。俄羅斯在一九九〇年至一九九五年爆發嚴重的白喉疫情，死亡人數超過四千人。之後，二〇一五年在西班牙，二〇一七年在巴西、海地、多明尼加、委內瑞拉等國家也傳出疫情。目前也無法預測白喉是否會在日本捲土重來。

盤尼西林和紅黴素都是能有效治療白喉的抗菌藥物，但如果拖了一段時間才確診是白喉，毒素可能已經侵犯神經系統和肌肉，嚴重者有致命危險，屆時就必須投予白喉抗毒素（用馬的白喉免疫球蛋白製成的抗體類藥物）。

為了預防白喉，最好的方法是接種疫苗。現行的白喉疫苗是先將白喉毒素經福馬林處理，再以脫毒後的類毒素當作疫苗成分使用，也就是所謂的類毒素疫苗。如同前述，類毒素疫苗主要用於四合一疫苗，就是混合了百日咳、白喉、破傷風、小兒麻痺的非活性疫苗，或者是不包括小兒麻痺疫苗的三合一疫苗。從出生滿三個月開始接種第一劑，之後每間隔三至八週再接種兩劑。約一年後再接種第四劑。透過完整的接種，能夠獲得預防白喉的效果，保護力維持的時間大約是十年。不論是三合一或四合一疫苗，都是安全性很高的疫苗。

C　破傷風

破傷風是由破傷風梭菌所引起。這種菌在土壤中以芽胞（某些細菌具備的特殊構造，具有強耐受性）的形態存在，從傷口等處入侵體內。芽胞會在入侵的部位發芽、增生，製造出毒性非常強烈的破傷風毒素（Tetanus）。此毒素會侵襲神經末梢，一開始只會出現嘴巴張開困難、下顎肌肉痙攣等輕微症狀，不久之後就會出現稱為僵直性痙攣的嚴重症狀，也就是全身的骨骼肌收縮變緊、出現痙攣。如果惡化到這個程度，會出現呼吸困難的症狀，大約有三成的患者會死亡[※67]，是一種絕不可輕忽的可怕疾病。

日本每年會有一百起的破傷風病例，其中包括個位數的死亡案例。為了預防破傷風，最好的方法就是接種將破傷風毒素經過脫毒製成的類毒素疫苗。現在主要使用的是四合一，也就是混合了百日咳、白喉、破傷風、小兒麻痺的非活性疫苗，或是少了小兒麻痺的三合一疫苗。從出生滿三個月開始接種第一劑，之後每間隔三至八週再接種兩劑，約一年後再接種第四劑，最後經過約十年，再追加接種一劑。只要經過完整接種，九成以上的人會得到足夠的保護力，能夠免於感染破傷風，而且效力可維持十年。不論三合一還是四合一，都是安全性高的疫苗。

D　小兒麻痺

又稱脊髓灰質炎，由RNA病毒之一的小兒麻痺症病毒所引起。好發於五歲以下的幼童，但成人也會感染。不過只有人會感染，所以就理論上而言，只要提高人的疫苗接種率，應該能夠讓它完全絕跡。

小兒麻痺症的感染途徑主要是經口感染，但在感染初期，有時也會藉由咳嗽和打噴嚏等飛沫感染。病毒一旦從口中進入體內，就會在喉嚨和腸道的黏膜增生，透過血液抵達中樞神經系統。脊髓運動神經被感染後，神經元會遭受破壞，有時會造成鬆弛性麻痺（肌肉無力、肢體麻痺）。每兩百名感染者中約有一名會留下不可逆的癱瘓後遺症[※68]。另外，即使受到感染，大部分（百分之九十至九十五）的人都不會出現症狀（不顯性感染）。即使如此，病毒還是會持續從感染者的糞便釋出，成為人傳人的感染源。

日本在一九六〇年曾爆發小兒麻痺症的疫情，當時全國約有六千五百人發病。於是，隔年緊急進口活性疫苗，讓學童集體使用口服疫苗。接種疫苗的策略奏效，患者人數之後便急速減少。從一九八一年之後，就沒有再出現感染野生型病毒（一般存在於自然界的病毒，有別於為了運用於疫苗的製作而經減毒化的病毒）的患者了。但是，一直使用到二〇一二年的疫苗，畢竟是活性疫苗，所以有極少數接種疫苗的人（約四百四十萬次接種中有一人）、接種疫苗者的家人或是免疫力下降的人（約五百八十萬次接種中有一人），出現了小兒麻痺症的症狀[※69]。

海外的情況和日本一樣，小兒麻痺患者的人數同樣在疫苗問世後急速減少。不過在二〇一三至二〇一四年，索馬利亞和以色列都確認了小兒麻痺症病毒的存在[※70]。另外，WHO在二〇一七年四月也表示阿富汗、奈及利亞、巴基斯坦都可能爆發小兒麻痺症疫情[※71]。日本與這些國家都有各種業務往來，所以透過境外移入者把病毒帶進日本的可能性絕對不是沒有。

另一方面，小兒麻痺症病毒的感染途徑是糞口感染，前述提到的《疫苗副作用的恐怖之處[※16]》（近藤誠著、文藝春秋）在書中寫道：「（日本）就算現在有可能出現小兒麻痺症，但也僅限於從巴基斯坦或阿富汗入境的小兒麻痺症病童，待在首都圈外，家中同時具備蹲式廁所和井水的寄宿家庭的時候。」但這個說法完全大錯特錯，第一，糞口感染即使在沖水式廁所也可能發生，再者，會感染小兒麻痺症的也不限於孩童。另外，日本人如果到有小兒麻痺症患者的國家旅行，也可能在當地受到感染。面對尚無特效藥的現狀，把小兒麻痺症會在日本流行視為天方夜譚的想法，實在過於危險。

為了預防小兒麻痺症，有無接種疫苗很重要。以前使用的是活性疫苗，從二〇一二年九月起，全面改成非活性疫苗。如同前述，現在使用的是混合百日咳、白喉、破傷風、小兒麻痺症的四合一非活性疫苗。從出生滿三個月開始接種第一劑，之後每間隔三至八週再接種兩劑，約一年後再接種第四劑。這是安全性很高的疫苗，根據美國CDC（疾病管制與預防中心）的資訊，只接種小兒麻痺症的非活性疫苗兩劑，有九成的人可以得到保護力，若接種三劑，百分之九十九至一百的人可以對小兒麻痺症免疫[※72]。

47 流行性腮腺炎

又稱耳下腺炎，英語稱為Mumps，由屬於RNA病毒的流行性腮腺炎病毒感染所引起的疾病。此病毒的感染力很強，等級和德國麻疹病毒與水痘病毒差不多（一人感染會造成近十人感染）。主要途徑是透過唾液的飛沫感染，但也包括接觸感染。

此病好發於三至六歲的幼童，症狀除了發燒，位於耳朵前下方的腮腺大多也會腫起，但有三成是不顯性感染，不一定會出現症狀。有時候只有單邊的腮腺腫起，但大多數都是兩邊都腫起，看起來就像日本的傳統人偶「御多福」。

發病後通常一至二個星期會痊癒，棘手的是，流行性腮腺炎有可能會帶來惱人的併發症，例如伴隨頭痛和嘔吐的無菌性腦膜炎（發生頻率是百分之一至十）。另外，如果是聽覺神經受損，除了造成耳聾、耳鳴、暈眩，也會出現感音神經性耳聾[※73]，這類耳聾的特徵是難以治療，發病年齡大多在十五歲以下，併發耳聾的頻率是百分之零點一至零點二五，也就是每一千人中有一人以上。

流行性腮腺炎最近每年的患者人數大約是五十萬至一百萬人，假設把引起感音神經性耳聾的機率當作每一千名感染者中有一人，那麼光是日本，每年就有五百至一千個孩子為耳聾所苦，絕對不是可等閒視之的小事。另外，雖然頻率很低（百分之零點零二至零點三），但也可能引起腦炎。除此之外，如果發病在成人身上，症狀會變得更嚴重，除了發高燒，也可能出現胰臟炎（百分之四）、睪丸炎（百分之二十至四十）、卵巢炎（百分之五）[※74]等併發症。內人在三十歲左右曾經發病，雖然臉腫得很厲害，但幸好痊癒得很快。但直到現在我都還記得當時她因為發高燒和肚子痛，痛苦呻吟的情景。因此，我們不能把流行性腮腺炎單純視為一種病毒感染的疾病。小時候沒有接種疫苗的話，等到長大後若是染病，可能會為此飽受折騰。

流行性腮腺炎疫苗屬於任意接種的活性疫苗。除了單純的流行性腮腺炎疫苗，也有混合麻疹、德國麻疹、流行性腮腺炎的ＭＭＲ疫苗。一歲接種第一劑後，最好隔二至六年接種第二劑，完整接種兩劑可讓九成以上的人獲得足夠的保護力，且效力可望持續十年以上。但畢竟是活性疫苗，接種後可能會出現發燒、腮腺腫起等症狀。另外，雖然是數萬人中僅有一例的極低機率，但也曾引發無菌性腦膜炎[※75]。但是若是自然感染流行性腮腺炎引發腦膜炎的機率更是超出許多（百分之一至十），所以我認為接種疫苗是利大於弊的選擇。

另外，在第3章的3－3已提到，在一九九八年時，英國的腸胃科醫師安德魯．威克菲爾德發表了主張接種MMR疫苗（麻疹、德國麻疹、流行性腮腺炎）會使罹患自閉症的孩童增加的論文。後來證實此篇論文使用了大量不實的數據，包含之後的調查結果在內，目前已經否定MMR疫苗與自閉症的關係。

順帶一提，芬蘭從一九八二年有約百分之九十五的國民接種流行性腮腺炎疫苗，結果麻疹和德國麻疹、流行性腮腺炎分別在一九九六年和一九九七年創下零確診的紀錄。換句話說，透過十幾年間大規模的疫苗接種，確實能夠將這些傳染病消滅於無形，而且在這段期間的兩百九十九萬次接種中，完全沒有出現前述的自閉症病例[※76]。

流行性腮腺炎在日本並不是定期接種的項目，屬於任意接種的疫苗，接種率是百分之三十至四十[※77]。海外已經有六成以上的國家將之納入定期接種項目，日本在各個先進國家中，是唯一仍將流行性腮腺炎列為任意接種的特例[※78]。

如同前述，日本每年的流行性腮腺炎患者人數大約是五十萬人，其中更有為數不少的患者苦於感音神經性耳聾。但是目前對流行性腮腺炎的有效療法仍付之闕如，我們可說是束手無策。因此，我希望流行性腮腺炎疫苗能早日納入定期接種。

4-8 B型肝炎

因感染DNA病毒之一的B型肝炎病毒（HBV）所引起的疾病，分為急性B型肝炎和慢性B型肝炎。前者的發病原因是一開始受HBV感染，而後者是持續感染HBV的人（帶原者）發病。全世界約有二十億人曾感染HBV，而其中有三點五億人為帶原者，這兩者都是很驚人的數字。日本在二〇〇二年大約有一百萬人（將近總人口的百分之一）的HBV帶原者[※79]，之後如同後述，新的帶原者人數隨著疫苗接種的實施逐漸減少，到了二〇一〇年左右，十六至六十九歲的年齡層中，只有百分之零點二的人的B肝表面抗原（HBsAg）為陽性（其中多數為帶原者[※80]）。雖然一般認為B肝帶原者的人數較以前減少，但全世界的帶原者高達三點五億人。有鑑於日本與世界各國的往來頻繁，即使日本的帶原率確實下降了，但還是不可掉以輕心，必須持續觀察一段時間。

ＨＢＶ通常透過血液和體液感染，也有母嬰垂直感染和透過性行為等的水平感染。大多數的感染都是暫時性的，病毒也會被逐出體外，但有一部分會演變成持續性感染。持續感染者有九成屬於無症狀帶原者，剩下的一成則轉為慢性肝炎，其中有部分會惡化成肝病變、肝癌。假設日本有五十萬名帶原者，那麼每年將近有五百人會因感染ＨＢＶ而罹患肝癌，這當然是很嚴重的後果。

如果感染ＨＢＶ，初期會出現微燒、食慾不振、全身倦怠無力等症狀，如果是成人，有三至五成的人接著會出現黃疸。到了這個時候，血液中會出現病毒抗原（ＨＢｓＡｇ）和抗體（ＨＢ抗體），而且病毒ＤＮＡ呈陽性。如同前述，有一部分的人歷經持續感染之後，成為帶原者。

說到治療，如果是急性肝炎，通常不需要特別的治療，只需等待ＨＢＶ被自然清除。如果是慢性肝炎，一般會使用干擾素（注射劑）和核酸類藥物（口服藥）等抗病毒藥物治療，但不論是哪一種都無法完全排除ＨＢＶ[※81]。

因此，預防勝於治療這句老話也適用於Ｂ型肝炎，最好的方法是接種疫苗。Ｂ型肝炎疫苗從二〇一六年開始納入定期接種項目。不滿一歲的嬰兒接種的是公費疫苗（免費），從出生滿二個月即可接種。接種劑數為三劑，接種第一劑後，間隔約一個月後接種第二劑。最後，從第一劑間隔約四個月接種第三劑。現行的HBV疫苗是基因工程疫苗，不會引起感染，非常安全。透過三劑的接種，九成以上的人可以獲得免疫力，不會感染HBV，而且效力可持續二十年左右[※82]。

說到疫苗的副反應，大約有百分之五的人會出現發燒、起疹子、局部疼痛、發癢、腫脹、接種部位產生硬塊、發紅、嘔吐、拉肚子、食慾不振、頭痛、倦怠感、關節疼痛、肌肉疼痛、手無法使力等現象，不過通常幾天後就會恢復正常。

法國和義大利從一九九〇年代開始接種HBV疫苗後，曾經有報告指出腦神經系統會受到免疫系統攻擊的「多發性硬化症」病例增加了[※84、85]。但是經過解析之後，並沒有找到支持整個說法的結果[※86、87]，至少目前使用的HBV疫苗並沒有這樣的疑慮。

包含芬蘭等北歐各國，基於HBV陽性者的人數已經急速減少，因此只把有感染HBV風險的族群（醫療從業人員、家中有陽性者的人、有出血傾向可能需要時常接受輸血的人、性工作者、性生活頻繁的學生等）列入接種對象。

另一方面，美國的HBV感染者人數依然居高不下，因此原則上將所有的嬰幼兒都納入接種對象。日本和美國一樣，如果HBV持續感染者的人數不斷減少，我相信在不久的將來，勢必也需要檢討是否只讓有需求的人接種疫苗。

49 侵襲性Ｈｉｂ感染症

由細菌之一的流感嗜血桿菌（參照第2章的2－1）的b型（Ｈｉｂ）所引起的疾病。感染途徑包括透過帶菌者的飛沫感染或直接接觸，從人以外的動物身上檢驗不出Ｈｉｂ。在導入疫苗之前，在一部分小於兩歲的嬰幼兒的鼻腔和喉嚨會驗出流感嗜血桿菌，如果讓細菌在體內擴散，有時會引起肺炎、腦膜炎、敗血症等嚴重的傳染疾病。所謂的腦膜炎是包覆腦部的髓膜發炎，尤其好發於兒童（以五歲以下的幼童居多）的Ｈｉｂ腦膜炎有時會急速惡化，即使在先進國家，死亡率也高達百分之三，就算挽回性命，也有很高的比例會留下嚴重後遺症。但是在疫苗問世之後，這種情況就明顯被扭轉了。

Ｈｉｂ疫苗屬於非活性疫苗。美國自從導入此疫苗後，從一九八〇年代後期開始，僅在短短十年之內，五歲以下幼童的Ｈｉｂ感染症罹患頻率便降到一百分之一[※88]。日本從二〇一三年開始將之納入定期接種項目，在導入疫苗之前，日本每年大約有一千名孩童罹患細菌性腦膜炎，其中有六成因Ｈｉｂ所引起。但是，疫苗開打之後，因Ｈｉｂ引起的細菌性腦膜炎發病率便急速下降，到了今天幾乎是零，而且從孩童的鼻腔和喉嚨也幾乎檢驗不出Ｈｉｂ[※89]。

只要接種四劑疫苗（第一階段三劑和追加一劑），超過百分之九十的人都能產生抗體[※90]，效力據估可維持好幾年，甚至長達十年[※91]。有關這點還有待日後追蹤研究。

Hib疫苗和其他疫苗一樣，接種後也曾接獲輕微副反應的通報，但嚴重的副反應極為罕見（每十萬次接種中一次以下），日本小兒科學會也在二〇一一年發出聲明，為Hib的安全性做出背書。

綜合以上所述，我認為Hib是極為有用的疫苗。前述提到的《疫苗副作用的恐怖之處[※16]》（近藤誠著、文藝春秋）在書中提到：「現在的小兒科醫療已經相當發達，和自然感染Hib相比，我認為因接種疫苗造成的副作用和死亡風險更可怕，這不是應該接種的疫苗。」為何他會做出這樣的結論，我實在難以理解。如果拋開心中的成見，以科學的角度檢視數據，應該不可能做出這樣的結論才是……。

4-10 因肺炎鏈球菌引致的肺炎

肺炎鏈球菌（肺炎球菌）引起的傳染病，好發於五歲以下的幼兒和高齡者。孩童若感染肺炎鏈球菌，可能會引起肺炎、腦膜炎、中耳炎等；感染腦膜炎的孩童，死亡率為百分之二，即使痊癒，也會留下耳聾、精神發育遲緩、四肢麻痺、癲癇等後遺症[※92]。另一方面，高齡者若感染肺炎鏈球菌，最常引起的傳染病是肺炎。如果因肺炎引發敗血症（細菌進入血液後逐漸擴散到全身，又稱為菌血症），約有二成的人會死亡。除此之外，因交通事故而切除胰臟的人、正在進行惡性腫瘤療程的人、免疫能力下降的人，也是因各種肺炎鏈球菌引致傳染病的高風險族群。

如同上述，肺炎鏈球菌是一種威脅性很強的細菌。事實上，有半數嬰幼兒及百分之十左右的成人，一旦被肺炎鏈球菌入侵體內，細菌就從此常駐於上呼吸道的黏膜，但並沒有引起症狀。細菌外側有一層稱為莢膜的厚膜，因為有了這層保護膜，讓細菌免於被先天免疫系統的主角，也就是巨噬細胞和嗜中性球所吞噬。另外，為了牢固地附著在我們的組織，肺炎鏈球菌的表面還有幾種有特殊功能的分子，可以讓細菌更容易長期棲息，也便於躲避免疫系統的偵查[※93]。

使用盤尼西林等各種抗菌物質治療雖然有效，但如果使用過度，會增加抗藥性菌（使抗菌物質不容易奏效或甚至無效的菌）。事實上，全世界都面臨了因抗藥性菌增加而衍生的問題。以美國而言，遇到因肺炎鏈球菌引發肺炎的情況時，因為抗菌性物質無法充分發揮效果，導致死亡的兒童有百分之十五至二十，若是高齡者，死亡率達百分之三十至四十[※94]。另外，感染流感病毒時，因肺炎鏈球菌引致肺炎的繼發性感染也有一定的比例發生，其中有近三成的人會引起高死亡率的敗血症（菌血症[※95]）。

有鑑於此，為了避免感染肺炎鏈球菌，還是那句老話：「預防勝於治療」。但肺炎鏈球菌的疫苗情況有點複雜，以下為各位一一說明。

肺炎鏈球菌疫苗分為二十三價（二十三價肺炎鏈球菌多醣體疫苗）和十三價（十三價結合型肺炎鏈球菌疫苗）兩種。

目前已知的肺炎鏈球菌有九十三種，對其中二十三種有效的就是二十三價疫苗，對十三種有效的就是十三價疫苗。二十三價疫苗的主要成分是肺炎鏈球菌莢膜中的多醣體（Polysaccharide），而十三價疫苗使用的則是莢膜多醣體與蛋白質載體接合之物。

至於為何會有兩種疫苗，原因在於一般而言，多醣體只能刺激B細胞，導致B細胞只能在一小段時間製造抗體，而且沒有免疫記憶（為了形成免疫記憶，原則上需要T細胞的參與，可參考第5章5－3）。況且，能夠對多醣體產生反應的B細胞要等到超過兩歲才會增加，增加的部位主要在脾臟。因此，純粹由多醣體製成的疫苗不適用於嬰幼兒以及因車禍等意外而切除脾臟的人。為了解決這個問題所研發的就是讓多醣體與蛋白載體接合，使T細胞也能受到刺激的結合型疫苗（多醣體只能刺激B細胞，但蛋白質可以刺激T細胞和B細胞）。

因此，把結合型疫苗當作追加劑接種，可望產生二次免疫反應（反應速度和強度都超出初次的免疫反應）。二〇〇六年在日本上市時，不論十三價還是二十三價疫苗，針對引起社區肺炎（相較於院內肺炎的一般肺炎）的肺炎鏈球菌種類的涵蓋範圍已達八成左右[※96]，但隨著疫苗的導入，對細菌的涵蓋率也開始下降，據說現在不到五成[※97]。簡單來說，讓肺炎鏈球菌疫苗無法發揮效果的肺炎鏈球菌類型逐漸增加了。

接著提到嬰幼兒使用的疫苗，嬰幼兒對二十三價疫苗的反應不佳，所以一律使用十三價疫苗，屬於定期接種的公費疫苗。出生滿兩個月（至滿七個月前）可接種第一劑，分別間隔二十七天以上接種第二劑與第三劑。第一階段的三劑接種完成之後，間隔六十天以上再追加接種一劑，總計接種的劑數為四劑。但透過接種，因肺炎鏈球菌引致的腦膜炎和敗血症的風險可降至一成以下[※98]。不過，疫苗的保護期限大約是五年[※99]，因此免疫記憶太弱、持續時間太短是肺炎鏈球菌疫苗最大的問題。

如果是高齡者要接種，不論使用十三價或二十三價都可以。以日本而言，除了六十五歲以上長者，因心臟、腎臟、呼吸系統等疾病日常生活極度受限的六十歲以上未滿六十五歲者、因感染愛滋病毒造成日常生活中出現重大不便的患者等，也被列入公費補助的對象，可以免費接種[※100]。不過，不論是十三價還是二十三價，效果都一樣，雖然能有效減少引發腦膜炎和敗血症的嚴重肺炎鏈球菌感染症人數，但肺炎的發病頻率並沒有減少[※101、102、103、104]。如同前述，一開始這些疫苗確實展現了相當明顯的效果，但隨著疫苗對肺炎鏈球菌種類的涵蓋率下降，讓疫苗失效的肺炎鏈球菌種類增加，以及除了肺炎鏈球菌之外，引致肺炎的細菌相對增加等，都可能是肺炎發生率沒有下降的原因。

不論是十三價還是二十三價，肺炎鏈球菌疫苗和其他疫苗一樣，接種後也曾接獲發生輕微副反應的通報，但嚴重的副反應相當罕見[※105]。

綜合以上所述，基於嬰幼兒專用的肺炎鏈球菌疫苗能夠大幅降低感染嚴重的肺炎鏈球菌感染症（侵襲性肺炎鏈球菌感染症）的風險，即使保護力維持的時間短，但還是很值得接種。相對地，針對高齡者接種的疫苗，效果不如預期。有慢性病、免疫力低落的高風險族群也被列入接種對象，但是免疫力不佳的人，對疫苗的反應也比較微弱，所以效果有限。公費疫苗是一筆龐大的支出，因此針對高齡者的補助，我認為或許需要重新評估其必要性。

4-11 輪狀病毒感染症

輪狀病毒是一種RNA病毒，英語稱為Rotavirus。「Rota」在拉丁文是車輪的意思，因為這種病毒在電子顯微鏡下的模樣看起來像「車輪」，故命名為輪狀病毒。輪狀病毒有好幾種，一般人大多被A種感染[※106]，受感染部位是小腸的上皮細胞。

感染輪狀病毒的頻率極高，尤其是零至六歲嬰幼兒。幾乎全球的孩童在五歲前都曾罹患因輪狀病毒感染而引起的急性腸胃炎[※107]。

主要的感染途徑是人與人之間的糞口感染（透過手指讓糞便進入口中，引發感染）。它是一種感染力非常強的病毒，即使用酒精消毒，效果也不是很好。為了防止感染擴散，正確作法是將含氯的漂白水稀釋成百分之零點一的濃度再使用。

若感染輪狀病毒，會出現水便、想吐、嘔吐、發燒、腹痛等症狀。如果一再反覆腹瀉與嘔吐，有時會導致脫水，需要入院治療。可能引起的併發症有痙攣和腦炎，嚴重者甚至會喪命。日本每年約有八十萬人感染輪狀病毒，症狀嚴重到需要住院的患者有七至八萬名，其中有二至十八人死亡[※108]。

輪狀病毒分成好幾種病毒株，而每一種之間都有一定程度的交叉免疫。簡單來說，只要感染某一種病毒，對其他種病毒也能達到部分免疫。但是，被誘導產生的免疫反應並不強烈，持續時間也短，所以一個人可能一再感染輪狀病毒，但症狀會一次比一次輕微[※109]。

遺憾的是，能夠有效消滅輪狀病毒的抗病毒劑目前尚未問世。因為無法根除，一旦受到感染，只能以支持性療法舒緩，例如補充水分以預防脫水，有時也會以點滴治療。

接著談到輪狀病毒的疫苗。如同前述，輪狀病毒的特徵是初次感染的症狀最嚴重，從第二次感染開始症狀一次比一次減輕。因此，輪狀病毒疫苗的作用不是預防感染本身，而是預防初次以後的感染症狀變得更嚴重。分為單價疫苗（接種兩劑）和五價疫苗（接種三劑）。單價疫苗對應的只有一種輪狀病毒，對約六成引起腸胃炎的輪狀病毒有效。相對地，五價疫苗涵蓋的輪狀病毒有五種，大約對九成的輪狀病毒種類有效，兩種都是活性減毒疫苗。之前一直是任意接種的項目，從二〇二〇年十月一日開始包含於定期接種中。

建議家長在孩子出生滿兩個月後，與其他疫苗同時接種[※110]。不論選擇哪一種輪狀病毒疫苗，預防因輪狀病毒引起的重症腸胃炎的效果達九成以上，而且保護力據說可持續二至三年。

不僅如此，就在最近，澳洲和美國都發布了有關輪狀病毒疫苗的驚人研究報告[※112、113]。內容是投予輪狀病毒疫苗，降低了第一型糖尿病的發病率。所謂的第一型糖尿病，是一種原因不明的自體免疫性疾病，發病年齡很廣泛，大多在兒童時期發病。其發病機制是以病毒感染等為契機，促使胰臟的β細胞會因為自體免疫反應的開始而受到破壞，造成胰島素無法順利分泌，一直處於高血糖狀態，終生都必須注射胰島素。

根據澳洲和美國的研究人員調查，和沒有接受輪狀病毒疫苗投予的孩童相比，接受疫苗投予的孩童的第一型糖尿病發病率降低了百分之十五至三十三。透過這份數據，讓我們得以窺見輪狀病毒與第一型糖尿病發病率的關聯性。不過，第一型糖尿病在日本算是少見的疾病，一年的發病率為十萬分之一點四至二點二萬人，大約是北歐各國和英國的十分之一。

輪狀病毒疫苗的主要副反應是腹瀉和動不動就哭鬧等，但幾天內就會消失。不過不可輕忽的是腸套疊，顧名思義，腸套疊是一段腸子像套筒般被推擠進另一段腸子的疾病，症狀包括強烈噁心、嘔吐、腹痛，有時還會出現糞便帶血的情形，有危及生命的可能。所以只要覺得孩子的情況不對勁，請務必立刻就醫。雖然發生的頻率極低，大約是每接種幾萬次有一例，但是以往曾出現在初次接種的一週內發生腸套疊的案例[※114]。腸套疊本身就是原因不明的疾病，雖然極為罕見，但為何輪狀病毒會提高腸套疊的風險，原因尚不得而知。

綜合上述內容，輪狀病毒是造成孩童急性腸胃炎的主要原因，藉由疫苗接種，可以預防有致命危險的重症腸胃炎，因此我認為值得接種。唯一要注意的是每接種幾萬次有一例的腸套疊。

或許無需我多說，要如何判定每接種幾萬次有一例的機率高低，是個相當困難的問題。順帶一提，據說搭機造成死亡事故的機率是每搭乘一百萬次飛機，約有九次（每十萬次有一次，在第3章的3－8已經說明）。

4-12 結核病

結核病是由抗酸菌之一的結核菌引起的疾病。其中有九成稱為肺結核，在肺部形成病灶，剩下的一成是肺以外的器官，例如在骨骼、關節、腎臟等處形成病灶。結核病在日本曾經號稱已經絕跡，但事實並非如此。首先說明世界的狀況，接著再談談日本的情況。

在二〇一六年時，全世界每年新增的結核病患者約有一千萬人，其中約有一百七十萬人死亡。發病率高的國家包括印度、印尼、中國、菲律賓、巴基斯坦、奈及利亞、南非等，光是上述這七個國家就占了全世界的六成[※115]。結核病依然肆虐於許多國家，絕對不可輕忽。

日本在二〇一八年通報的新增病例約有一萬七千起，即使是現在，每天仍然約有五十人發病、六人死亡[※116]。日本的結核病盛行率是每十萬人口有十三點三人，以全球的標準而言，被列為中盛行率國家（低盛行率國家的標準是每十萬人中十人以下）。順帶一提，其他先進國家清一色是低盛行率，只有英國和日本是中盛行率。日本的新增感染者約有七成是六十五歲以上的高齡者，因此常被認為是與青壯年齡層無緣的疾病。但是最近發現在國外出生的年輕人的發病率有增加的趨勢。具體而言，二十至二十九歲的新增通報數中，有六成在海外出生[※117]。換言之，結核病在日本並不是只有高齡者才會感染的疾病，其發病人數遍布所有的年齡層。當然也不是過去式，而是現在進行式的疾病。

結核透過空氣感染而傳播。結核菌藉由咳嗽或唾液漂浮在空中，逐漸傳播，最後造成感染。結核菌的感染力非常強，全世界的總人口約有四分之一曾經受到感染，但大多數都不會發病。在一個人的一生當中，結核病發病的機率大約是百分之五至十五。唯獨營養失調的人、糖尿病患者、抽菸者、ＨＩＶ感染者等免疫力下降的族群不在此限，發病率明顯高出許多。結核病一旦病發，據說在一年之間，其身邊的密切接觸者（常一起行動或接觸的人）中，有十至十五人會被感染※115。換句話說，只要家中有一人確診，起碼有好幾個人也會被感染，不可不慎。

結核病典型的初期症狀像感冒，包括身體出現倦怠感、微燒、夜間盜汗、咳嗽有痰等（通常會持續兩個星期以上）。高齡者有時不見得會出現上述症狀，因此有時很難察覺自己被感染。同樣的情況也可能發生在年輕人身上，於是，感染持續擴大，造成許多人感染了結核菌。

目前已有效果良好的抗結核藥物。在日本，抗結核藥物屬於公費給付。一般療程是每天服用四種抗結核藥物，期間是六至九個月，結核病就能完治。但是如果在服藥期間任意停藥，就無法完全康復了。不僅如此，結核菌還可能產生抗藥性，所以一定要遵守醫師的指示，持續每天服藥。

結核病依然肆虐於全球各地，許多感染者在渾然不覺的情況下使感染逐漸擴大。如果能透過預防避免受到感染是最好不過，但目前的疫苗卻有些問題。

日本用於預防結核的疫苗稱為ＢＣＧ，又稱為卡介苗。ＢＣＧ是Bacillus Calmette-Guerin的縮寫，開頭的Ｂ是細菌，Ｃ和Ｇ則代表開發此疫苗的法國巴斯德研究所的卡爾梅特（Calmette）和葛蘭（Guerin）這兩位疫苗學家。這兩位在二十世紀初期，成功的利用牛隻身上的培養基得到減毒（降低毒性）的結核菌，再將之製成活性疫苗使用。卡介苗獲得許多國家的採用，而且也證實只要在嬰幼兒時期接種，預防結核發病的效果約為五成，至於預防嚴重的腦膜炎和全身性結核病的效果也有六至七成[※118]。日本目前使用的卡介苗菌株是日本東京菌株（Tokyo 172 strain），已經證實具備預防嚴重腦膜炎和全身性結核病的效果，而且其效果估計可持續十至十五年[※119]。

但是，卡介苗的效力卻因國家和地區而異，有時會出現很大的落差。大體而言，卡介苗的效力好壞與國家與赤道的距離遠近有關。距離赤道遠的，都有很好的效果，但距離赤道近的，效果卻非常不明顯[※120]。至於原因則眾說紛紜，其中之一是距離赤道近的地區，除了結核菌以外，感染其他抗酸菌的風險原本就高，如果感染結核菌之前已經先被其他細菌感染，或許就會削弱卡介苗的效果。也有人認為問題可能是卡介苗的效力比預期的時間更短，以及靠近赤道的地區，沒有用標準作業程序保存疫苗（不當的保存造成品質下降），但是至今仍不清楚真正的原因[※121]。因為存在著這樣的差異，所以很多人對卡介苗的效果抱著存疑的態度，因此目前已經有人投入新型結核疫苗的研發，目標是效果更加全面、沒有地區性差異的疫苗[※122]。

各種副反應是卡介苗另一個讓人詬病的問題。以日本而言，每個人在嬰幼兒時期都會接種一劑，因為是活性疫苗，接種部位有時會嚴重發炎。另外，雖然機率很低，但曾經出現免疫機能下降的人，接種卡介苗之後，骨骼受到卡介苗性結核菌感染引致骨炎（約九十萬次接種中有十次）、瀰漫性卡介苗感染症（約九十萬次接種中有兩次[※123]）。因此，德國、荷蘭、瑞典等國都沒有把卡介苗列為全民接種的項目，只有感染風險高的族群（容易接觸感染者、有可能前往感染地區旅行等）才接受接種。不過，這些都屬於結核病低盛行率的國家。即使同為歐洲國家，只有屬於中盛行率的英國仍是全員接種。

綜合上述內容，卡介苗對預防結核病能發揮顯著的效果，也可以預防結核病的重症化。但是，卡介苗畢竟是活性疫苗，難免有一定程度的副反應。不過，更值得注意的是，日本每年新增的結核病患者大約有近兩萬人，那麼與患者有密切接觸的人，其周圍可能有十至十五個人也受到感染。另外，結核病在亞洲、非洲的開發中國家依然是主要的傳染病，因此，日本也不能忽略從這些國家入境日本的旅客中，有些已經是感染者的可能。基於種種考量，我認為現在還不是日本停止全民接種、只把高風險族群列為接種對象的時候。雖然有人認為應該把卡介苗列入任意接種，但我並不覺得得到的成效會大到值得改變現行的做法。總之，及早開發出安全性和效果更高的結核病疫苗，是現在的當務之急。

4-13 日本腦炎

日本腦炎是由RNA病毒之一的日本腦炎病毒所引起的傳染病。在日本，感染媒介是孳生於水田和池塘的蚊子。病毒會在被蚊子叮咬的豬隻體內不斷繁殖，而人如果被吸了豬血的蚊子叮到，就會受到感染。日本腦炎不會人傳人，不過，大部分的人即使被帶有病毒的蚊子叮咬而受到感染，也不會產生症狀。事實上，日本腦炎的發病率大約是每一百至一千人中有一人※124。

典型的初期症狀是頭痛、想吐、暈眩、發高燒等。之後會出現腦炎的症狀，包括意識模糊、麻痺等神經系統症狀。日本腦炎以前被視為相當可怕的疾病，因為只要一發病，死亡的機率就很高。即使保住性命，大多也會留下嚴重的後遺症。在我小時候（一九五〇至一九六〇年代），日本腦炎是很少見的疾病，我自己也曾接種日本腦炎疫苗好幾次。之後，可能是大規模接種奏效，或者是日本人的衛生環境和營養狀態都獲得改善，日本在一九六六年共有兩千零一十七件通報病例，但從一九九二年以後，發病人數便顯著減少，降到每年不到十人。而且，發病者大多是高齡者。

厚生勞動省為了調查帶有病毒的蚊子是否減少，每年都會調查各地區的豬隻，確認感染日本腦炎後，體內產生抗體的頻率（如果豬隻的抗體呈陽性，表示它曾被傳染病毒的蚊子叮咬）。結果到了二〇一八年七月，以東日本而言，抗體呈陽性的豬隻幾乎為零，相反地，在西日本，包括德島縣、香川縣、鳥取縣、長崎縣、佐賀縣，調查的結果顯示有百分之八十至一百的豬隻抗體呈現陽性※125。但是，不知道這些抗體呈陽性的豬隻是何時被蚊子叮咬。有趣的是，在我執筆的過程中，二〇一九年九月十三日的讀賣新聞刊登了一篇報導，內容是在大阪府八尾市找到了帶有日本腦炎病毒的蚊子。八尾市的保健所從二〇〇三年開始進行定期調查，據說之前從未發現帶有日本腦炎病毒的蚊子，但是在二〇一九年捕獲的二十四隻蚊子當中，從兩隻的體內驗出了日本腦炎病毒。換言之，帶有日本腦炎病毒的蚊子，並未從日本絕跡。或許也有境外移入的可能。

日本腦炎目前沒有特效藥，所以也是預防勝於治療，但是是否該接種疫苗，卻是個讓人陷入兩難的問題。

日本腦炎疫苗是非活性疫苗，所以接種後沒有感染之虞。標準的接種劑數是四劑，在三至四歲接種第一劑，間隔六至二十八天接種第二劑，大約經過一年，再追加接種第三劑，等到九至十歲，再接種一劑。

日本腦炎疫苗從一九六五年開始在日本進行大規模接種，但在接種的過程中出現了一個問題。一直使用到二〇〇九年為止的鼠腦製備疫苗，為了製作疫苗，必須先把日本腦炎病毒接種在老鼠的腦內，再從受感染的腦部細胞培養病毒，最後經過純化製成疫苗。因此，疫苗可能混入鼠腦的成分。有關這點，曾經有人提到這也表示接種的人可能對鼠腦的蛋白質產生過敏反應，最嚴重的情況是身體對鼠腦成分產生免疫反應，進而引致自體免疫性腦炎。事實上，在二〇〇四年夏天，就曾發生有一名國中生在接種鼠腦疫苗後，引致嚴重腦炎的個案。之後，厚生勞動省的預防接種健康被害認定部會・認定分科會做出有關此個案，無法否認疫苗與腦炎之間的因果關係之結論※126。

做出這個結論之後，厚生勞動省也不再積極鼓勵民眾接種疫苗，所以疫苗接種率急速下滑，四至五歲幼童的抗體保有率在二〇〇五年超過百分之八十，但是到了二〇〇八年卻降到百分之二十以下。不過，日本腦炎疫苗從二〇〇九年起全面改成以細胞培養製成的非活性疫苗（不含鼠腦成分），對此，厚生勞動省也重新鼓勵民眾接種。隨著大規模接種的恢復，到了二〇一七年八月，二十歲以下年齡層的抗體保有率，據說也提升到二〇〇五年以前的水準[※127]。

其中值得注意的是，在疫苗接種率極低的二〇〇五年至二〇一〇年這段時間，腦炎的發生率並未較以前上升[※128]，但考慮到之前接種的疫苗，本來就會在群體中維持一段時間的效果（群體免疫效果），若因此做出「因為腦炎的發生率在這段時間並沒有增加，表示不需要接種日本腦炎疫苗」的結論，未免稍嫌草率。

綜合上述內容，和二十至三十年前相比，日本腦炎的發生率已經降到最低水準，一年僅有十起病例左右。而且以東日本而言，對日本腦炎保有抗體的豬隻幾乎快要絕跡。換言之，帶有病毒的蚊子已經少之又少了。考慮到日本的現狀是即使有人被病蚊叮咬，日本腦炎的發病率也僅有每一百至一千人中有一人，我認為疫苗的必要性已經大幅下降了。另外，即使改用以細胞培養技術製成的新型疫苗，接種後仍有傳出引致腦炎的通報

（二〇一三年至二〇一六年之間有十二起※129）。因此，是否要接種日本腦炎疫苗，我想只要各位自行判斷即可。

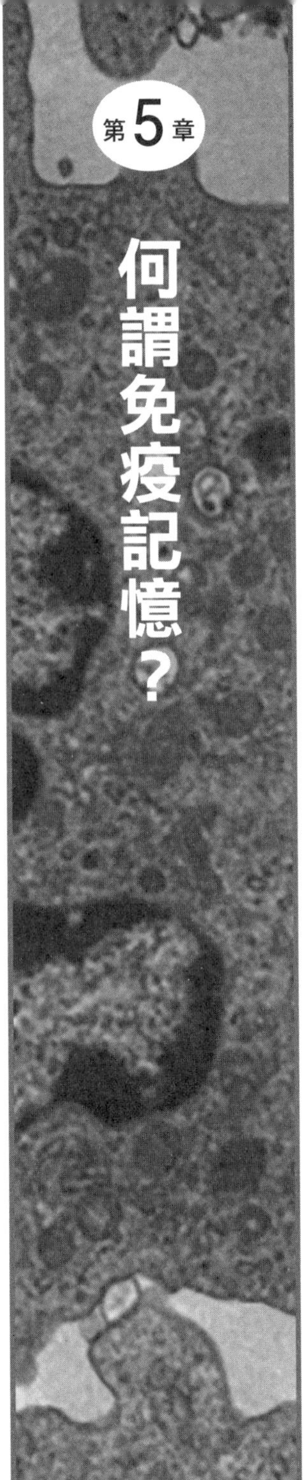

第5章

何謂免疫記憶？

本章要說明的是疫苗如何在我們的體內引起免疫反應的機制。這部分的解說可能稍微偏學術性，所以，只想從本書獲得實用資訊的讀者，大致翻閱即可。

如同第1章所述，當病原體入侵體內，身體的防禦系統就會啟動，試圖防止病原體在體內擴散。最先出動的是「先天免疫系統」，如果光靠先天免疫系統無法抑制病原體的入侵與擴散，機能更加完善的「後天免疫系統」就會緊接著出動。這兩個免疫系統分別有許多成員，各司其職，同時也互通訊息，相輔相成。即使病原體沒有入侵，但只要接種疫苗，對這兩大免疫系統依舊會造成刺激，使後天免疫系統得到活化，產生對疫苗含有的病原體或其組成成分的免疫（備戰狀態）反應。另一方面，免疫系統也不會改變對其他病原體的反應性。簡單來說，接種疫苗的目的，就是讓免疫系統只針對特定的病原體處於備戰狀態。而且唯有在先天免疫系統和後天免疫系統雙方都受到適當的刺激時，才會形成這樣的狀態。換句話說，先天免疫系統和後天免疫系統都是藉由疫苗所要喚醒的標的物。

5-1 先天免疫系統與其辨識異物（抗原）的機制

首先說明先天免疫系統。當病原體和異物突破「物理性屏障」和「化學性屏障」入侵體內，首先要面對的是「由吞噬細胞組成的細胞防禦」。「吞噬細胞」會吞噬入侵體內的病原體，而且會分泌一種稱為「促發炎細胞激素」的可溶性蛋白質，向周圍的細胞發出警報。

「細胞激素」是一種細胞之間用於溝通或傳遞訊號的一群蛋白質。由細胞釋出後，便會與對方細胞膜上的細胞激素受體（受體蛋白）結合，向對方傳達快點活動、快點分裂等訊號。

細胞激素的種類有幾十種，在異物入侵時所分泌的稱為「促發炎細胞激素」，如同字面上的意思，作用是促進發炎。其中較知名的有TNF－α、介白素6（IL－6）、介白素1（IL－1）等。此外，具備抗病毒作用的第一型干擾素（IFN－α、IFN－β）也會在發炎時產生。

這些促發炎細胞激素平常幾乎不會產生，但一旦有異物入侵，後述的位於細胞表面的異物感測器就會偵測到異物的存在，促使體內產生促發炎細胞激素，再釋放到細胞外，發揮向周圍細胞發出警報的作用，讓周圍細胞做好對抗異物入侵的準備。簡單來說，促發炎細胞激素相當於引燃發炎反應（即排除異物反應）的導火線。

在各種免疫細胞當中，能夠大量製造促發炎細胞激素的是吞噬細胞。吞噬細胞的種類很多，包括巨噬細胞、單核球、樹突細胞、嗜中性球等。每一種都具備吞噬異物再將之分解的能力，有的則具備殺菌的能力，在異物的排除上扮演著重要角色。此外，透過促發炎細胞激素大量的分泌，周圍的細胞也得到活化。

在各種吞噬細胞中，與疫苗關係最密切的是「樹突細胞」（圖5－1）。樹突細胞的名稱源自這種細胞的表面像樹枝一樣向周圍突出。樹突細胞在未成熟時，吞噬異物的能力很強；雖然成熟後吞噬能力減弱了，但是它會將吞食的異物分解得很細，再將之呈現在細胞表面，告知「這是異物喔」。淋巴球看到了就會對異物做出反應，開始活化。

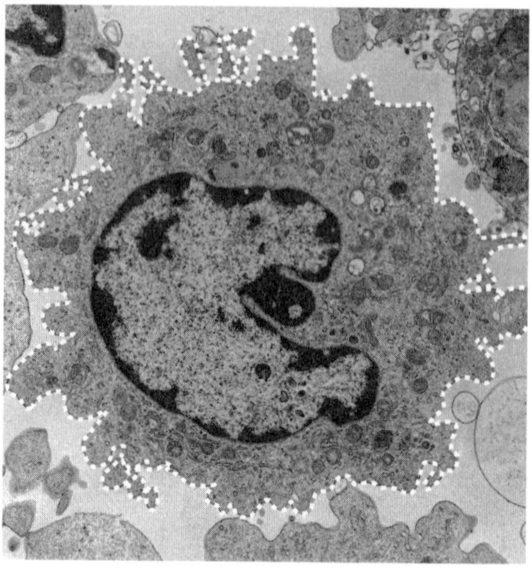

樹突細胞的細胞表面有許多樹枝狀的突起。為了讓細胞的輪廓看起來更清楚，特地用白色的點線表示細胞周圍（關西醫療大學．東家一雄教授提供）

圖5-1　由穿透式電子顯微鏡拍攝的樹突細胞

就像媽媽把堅硬的食物咬碎後，再對孩子說「快吃吧」，此現象稱為「樹突細胞向淋巴球抗原呈現」。這就是為什麼樹突細胞有時會被稱為抗原呈現細胞。

接種疫苗後，樹突細胞會吞食病原體的組成成分，在細胞內將之分解，再將其中一部分呈現於細胞表面。樹突細胞藉由抗原呈現刺激構成後天免疫系統的要角，也就是T細胞。接著B細胞也會受到刺激，促使抗體產生。這是樹突細胞最重要的功能。

後天免疫系統的主角則是「淋巴球」。可分為製造抗體的B細胞、幫助B細胞的輔助T細胞、殺死感染細胞的殺手T細胞等。

如圖5－2所示，當吞噬細胞因異物入侵而受到刺激，就會分泌出促發炎細胞激

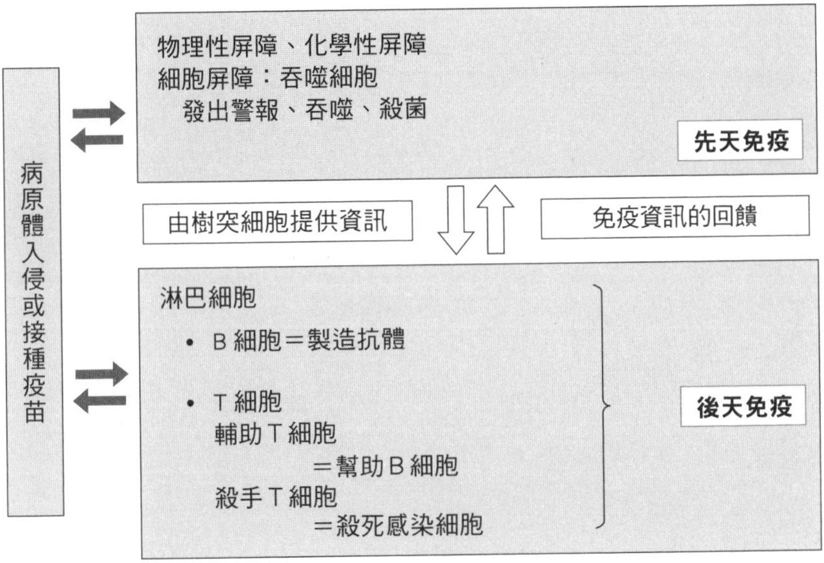

圖5-2　透過先天免疫系統與後天免疫系統的分工合作以排除病原體

素，藉此將從先天免疫系統獲得的情報傳送至後天免疫系統，使後天免疫系統及時出動。簡單來說，各種淋巴球各司其職：B細胞製造抗體、殺手T細胞負責消滅感染細胞。在淋巴球總動員的過程中，從先天免疫系統獲得的情報也會傳送至後天免疫系統，讓後者改變踩油門或踩煞車的力道，調整整個免疫反應的強度和持續時間。

先天免疫系統的細胞與後天免疫系統的細胞，兩者

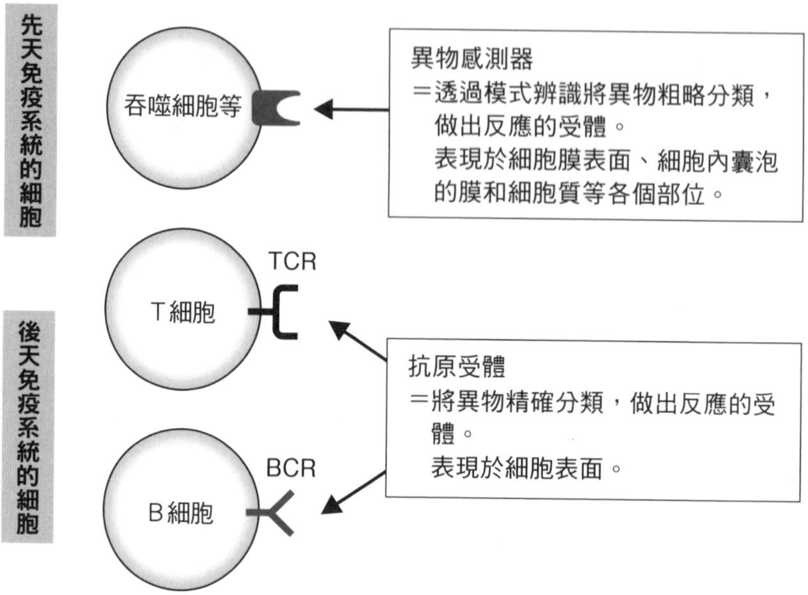

先天免疫系統的細胞，把粗略辨識異物的異物感測器呈現在細胞表面。相對地，後天免疫系統的細胞（淋巴球），則把精確辨識異物的抗原受體（T細胞是TCR、B細胞是BCR）呈現在細胞表面。

圖5–3　先天免疫系統的細胞與後天免疫系統的細胞，分別利用不同的機制辨識異物

辨識異物的方法有很大的差異（圖5－3）。先天免疫系統的細胞使用的是一種總稱為「異物感測系統」的蛋白質。簡單來說，這是一種將異物粗略分類的「接收裝置」，只要一看到異物，就知道這是DNA病毒、RNA病毒，還是細菌等，也就是所謂的辨識模式受體。

後面也會提到，辨識模式受體共有幾十種，表現於細胞膜表面、細胞內囊泡的膜和細胞質等處，

病原體偵測器	代表性成員	局部出現的部位	辨識對象
TLR	TLR1,2,3,4……等約10種	細胞膜或內質網膜	細菌、病毒等各種病原體的組成成分。
CLR	Dectin-1,-2,Mincle等約20種	細胞膜	真菌的細胞壁組成成分
NLR	NOD1,2,NLRP1,2,3等約20種	細胞質	細菌、病毒等各種病原體的組成成分。
RLR	RIG-I, MDA5等數種	細胞質	RNA病毒
cGAS	只有cGAS	細胞質	雙鏈DNA

細胞的表面和內部存在著能夠與病原體的組成成分結合的多樣分子群，可發揮病原體偵測器的功能。

表5-1　屬於先天免疫系統的病原體偵測群

最具代表性的是一群被稱為TLR的蛋白分子（表5－1）。

另一方面，相較於先天免疫系統的「異物感測器」，後天免疫系統的「接收裝置」如同後述，辨識異物的精確度明顯超出許多。

先天免疫系統的「異物感測器」，因為辨識程度不是很精確，有時連自己身體的成分也識別為異物。舉例來說，當宿主細胞受損時釋出的部分蛋白質和脂肪酸也被「異物感測器」辨識為異物，導致細胞分泌出各種不必要的促發炎細胞激素。換句話說，這些「異物感測器」不僅把病原體等外來物質視為危險人物，連細胞受損時從內部釋出的物質與沉澱於組織的物質等都辨識為可疑分子，因而引發後續的種種反應。

為了便於各位的理解，以下進一步做更詳細的說明。先天免疫系統的「異物感測器」的辨識模式（對象）可大分為兩種，其一是只存在於病原體成分的分子模式PAMP（pathogen-associated molecular pattern：病原體相關分子模式），含於疫苗的病原體成分即是最佳代表；另一種是細胞損傷時釋出的分子模式DAMP（damage-associated molecular pattern：損傷相關分子模式）。

後者的DAMP，可以利用添加於疫苗的免疫佐劑大量製造（有關免疫佐劑已經整理於第2章的表2－2，簡單來說是一種增加疫苗免疫強度的物質）。舉例來說，鋁鹽是一般最常見的免疫佐劑，它會對白血球產生作用，使其釋出DNA，而釋出的DNA會轉為前述的DAMP，為了刺激異物感測器而促使促發炎細胞激素大量分泌。另外，在各種免疫佐劑當中，也有像結核菌的菌體成分這種本身就是PAMP的例子。被細胞因受到刺激而釋出的能量物質ATP，也是一種強力的DAMP。

因此，如果在疫苗添加免疫佐劑，對身體而言，就會受到來自PAMP和DAMP的刺激，被視為副反應的發炎反應也會增強。有人認為免疫佐劑的風險過高，但為了讓身體對病原體引發強烈的免疫反應，也只能出此下策。

5-2 後天性免疫與其辨識異物的機制

相較於先天性免疫細胞使用「異物感測器」辨識異物，後天性免疫細胞則使用精確度更高、能夠正確辨識病原體種類的「抗原受體」。這是一種位於細胞膜上的「超高性能接收裝置」，舉例來說，遇到都是病毒的對象，它不但能仔細區別是流感病毒還是小兒麻痺症病毒，連流感病毒的種類都分辨得出來。

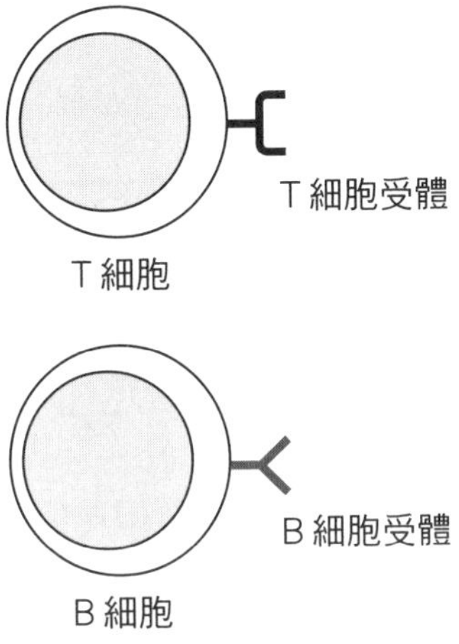

表現在T細胞的細胞膜上和B細胞上的抗原受體分別是T細胞受體（TCR）、B細胞受體（BCR）

圖5-4　抗原受體

T細胞和B細胞各自具備抗原抗體，分別稱為T細胞受體（TCR）和B細胞受體（BCR）（圖5-4）。兩者皆表現於細胞表面，也各自具備對應存在於外界的抗原的構造（蛋白質），不論在識別抗原或活化免疫上都表現出高度

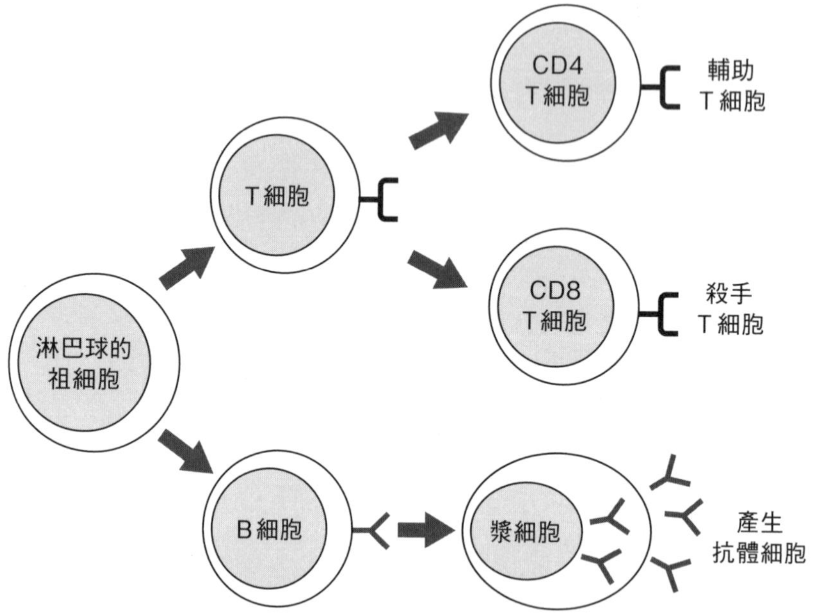

T細胞和B細胞源自同樣的祖細胞，T細胞又分為輔助T細胞和殺手T細胞，而從B細胞可分化出製造抗體的漿細胞。

圖5-5　淋巴球的分化示意圖

的多樣性。但是，表現在一個淋巴細胞上的抗原受體只有一種，而一個細胞上至少立著幾萬支同樣的接收器。因此，即使一個淋巴細胞只能辨識一種抗原，但整個免疫系統存在著幾十萬種淋巴細胞，所以能夠辨識幾十萬種抗原。

淋巴球可分為T細胞和B細胞（圖5-5）。T細胞又細分為CD4和CD8兩種類型。大部分的CD4 T細胞都具備輔助其他淋巴球的功能，所以又稱為輔助T細胞。CD8 T細胞在細胞傳染病毒時，會在輔助T細胞的協助下分化成殺手T細胞，殺死被病毒感染的細胞。如果是B細胞受到刺激，就會分化成漿細胞，開始製造抗體。

接下來稍微說明何謂「抗原」與「抗體」。所謂的「抗原」，就是我們的免疫系統辨識的「標的物」。舉例來說，細菌和病毒等病原體的表面和內部存在著多數有可能成為「抗原」的蛋白質。換句話說，一個病原體存在著多數的「抗原」＝「免疫系統的標的物」。當「抗原」入侵體內，通常會形成「抗體」。抗體是一種名為免疫球蛋白的蛋白質，由「抗原」所製造。舉例來說，若感染流感病毒，免疫系統會針對存在於流感病毒粒子的各種「抗原」形成各種「抗體」，其中有部分的「抗體」會直接與病毒結合，將之消滅。但如果「抗原」遇到「抗原受體」，因為兩者的形狀吻合，所以會彼此結合，讓訊號進入細胞內部；如果是B細胞的抗原受體，就會開始製造「抗體」。

再回頭談談「抗原受體」。不論是T細胞還是B細胞，一個淋巴球只會表現一種抗原受體。換言之，一個淋巴球只會對一種抗原產生反應。

舉例來說，假設流感病毒入侵體內。能夠對流感病毒產生反應的B細胞，只具備辨識流感病毒上的抗原的抗原受體（BCR），所以能夠對流感病毒產生反應（圖5－6），但無法對小兒麻痺症病毒產生反應。

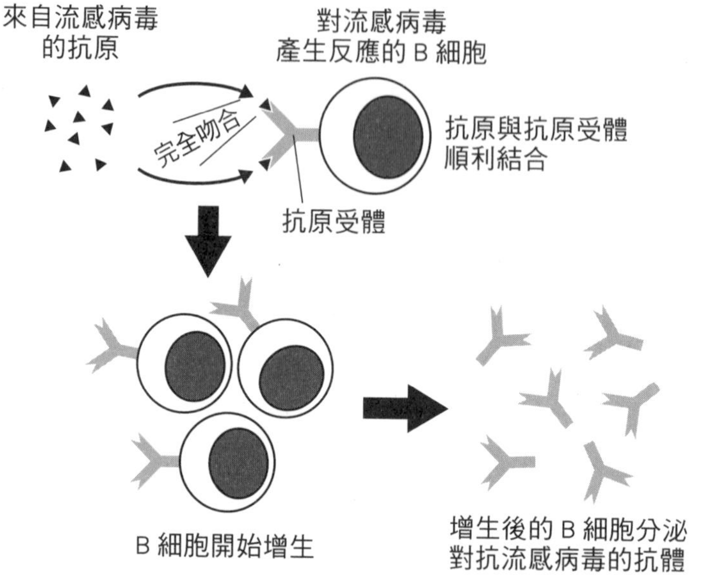

圖 5-6　B 細胞針對入侵體內的抗原，製造特異性抗體

另一方面，能夠對小兒麻痺症病毒產生反應的B細胞，只具備針對小兒麻痺症病毒的抗原受體，所以能夠製造對抗小兒麻痺症病毒的抗體，但是對流感病毒毫無反應，也無法製造與其對抗的抗體。總而言之，抗原受體好比鑰匙孔，只有在插進形狀與其完全吻合的鑰匙（即抗原，也就是病毒或其中一部分）的情況下，淋巴球才會活化開始增生；如果活化的是B細胞，就會分化成漿細胞，對該抗原產生特異性抗體。這時產生的抗體，形狀與B細胞表面的抗原受體（BCR）吻合，會大量釋放到細胞外

（圖5-6）。這時的抗體就像飛彈一樣在體內到處飛竄，只要發現存在於體內的流感病毒，就會與其結合，將之消滅。

最後再補充一點，即使流感病毒和小兒麻痺症病毒同時入侵體內（或者同時接種這兩種疫苗），會產生反應的也不過只有分別對應這兩種病毒的淋巴球。同樣的道理，不論進入體內的病原體和疫苗的種類有多少，增加反應的只有對應該病原體的淋巴球，絕對不是所有的淋巴球一次總動員參與免疫反應，當然也不會引起免疫系統的混亂。我曾在某本過度強調副作用的可怕的反疫苗書上看到這樣的內容：「同時接種好幾種疫苗，必須讓所有的淋巴球一齊出動，才能應付多種病原體，如此一來將造成免疫系統的混亂……」但從免疫學的觀點而言並不正確（參照第3章的3-3）。

5-3 淋巴球與沒有第二次的原理（免疫記憶）

一般而言，抗原入侵之後，需要好幾天才能產生數量充足的抗體（這也是為什麼感冒需要好幾天才會復原）。初次的免疫反應稱為初次免疫反應，因為體內的抗原特異性淋巴球一開始只有少量，需要幾天時間才能增生到所需的數量。但是，到了抗原第二次

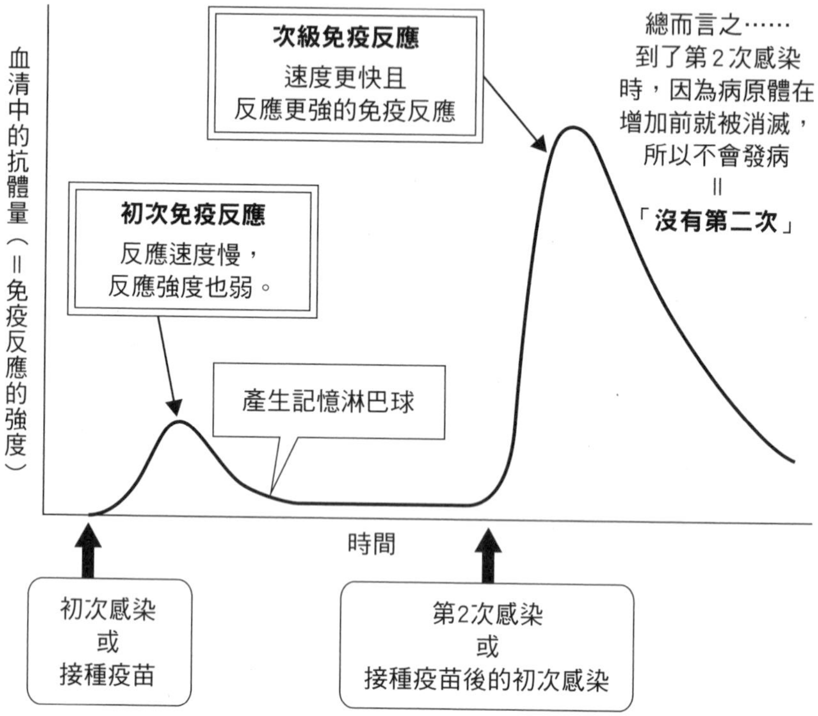

淋巴球針對抗原（例如病毒原）產生反應時，初次反應的速度緩慢，強度也弱（初次免疫反應）。但是到了第2次感染時，反應速度不但比初次快，反應強度也增加了（次級免疫反應），原因是免疫系統已經對當初進入體內的抗原產生記憶。所以在病原體第2次入侵時，在病原體大量增加前（＝生病之前）就能將之消滅，這就是所謂的「沒有第2次的原理」。

圖5–7　藉由疫苗可增強免疫反應的機制

入侵時，情況會大為轉變，負責做出反應的淋巴球很快就增加了（次級免疫反應，圖5－7）。

疫苗通常需要接種好幾劑，用意就是讓與疫苗對應的抗原特異性淋巴球在數劑接種的過程中增生，這時增加的細胞稱為「記憶淋巴球」。所謂的「記憶淋巴球」，就是針對特定抗原會產生記憶的淋巴球。普通的淋巴球，遇到抗原以後，大概需要一天的時間才會開始增生，而且必須經過一段時間才能增加到足夠的數量，但「記憶淋巴球」只要遇到特定的抗原（與自己的抗原受體結合的抗原），就會立刻開始增生，如果是B細胞，就會製造大量的抗體。

總而言之，如果產生了記憶淋巴球，就能看到免疫的最大優點，也就是所謂的「沒有第二次」的現象。免疫反應在抗原進入體內後立刻產生，而且一種傳染病只會得到一次，不會再次感染，這也是疫苗的原理（圖5－7）。

5-4 T細胞與MHC

以上的內容是以B細胞為例，那麼T細胞又是如何呢？T細胞表面表現的是稱為T

ＣＲ的抗原受體，ＴＣＲ和前述的ＢＣＲ不同，非得具備一定的條件，相當於鑰匙孔的它才能與抗原（鑰匙）結合，Ｔ細胞也才會開始增生。

所謂「一定的條件」是「必須把抗原呈現在抗原呈現細胞膜上的ＭＨＣ分子」，這種現象就是前面稍微提到的「樹突細胞（抗原呈現細胞）執行的抗原呈現」。

ＭＨＣ是位於細胞表面的分子，人的ＭＨＣ也稱為ＨＬＡ，種類繁多，每個人的ＭＨＣ都不一樣，所以可以當作個人識別資訊使用。

ＭＨＣ分為第一型ＭＨＣ分子和第二型ＭＨＣ分子。第一型ＭＨＣ分子位於身體中的所有細胞，第二型ＭＨＣ分子則主要分布在抗原呈現細胞（以樹突細胞為主體）。

ＭＨＣ分子有兩項最主要的機能，第一是如前面所述，它是用來區分自己或他人的「名牌」。相較於人的紅血球只有Ａ、Ｂ、ＡＢ、Ｏ這四種類型，ＭＨＣ分子的種類超過一萬種。

ＭＨＣ分子的另一項機能是讓一部分的抗原與自己結合，再將之呈現在細胞膜上。將抗原呈現在細胞表面的細胞稱為「抗原呈現細胞」，其中最具代表性的就是「樹突細胞」。樹突細胞如果遇到蛋白質的抗體，就會將之吞進細胞內，分解成無數的胜肽。

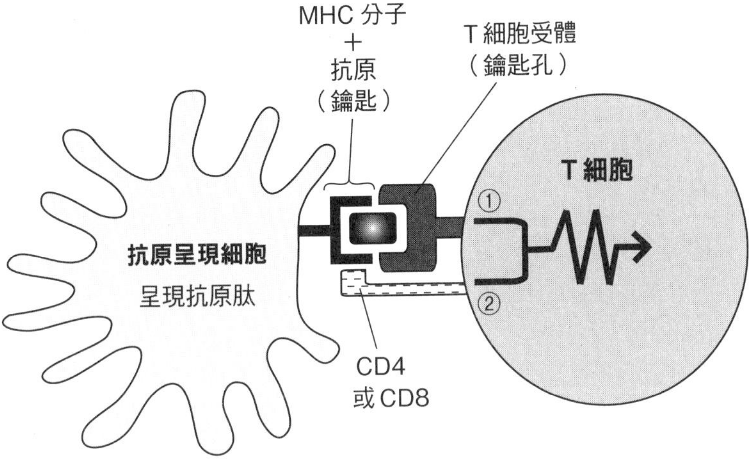

①呈現在 MHC 分子的抗原和
T細胞受體的結合
＋
②MHC 分子與CD4/CD8 的結合
＝
①和②兩個條件都符合，
訊號才會進入T細胞內。

圖5-8　抗原被分解成胜肽，呈現在位於抗原呈現細胞的細胞膜上的MHC分子，藉以刺激T細胞

再繼續說明之前，先進行相關補充。所謂的蛋白質，就是藉由胜肽鍵結合的多數胺基酸之總稱。一般而言，由五十個胺基酸組合而成的化合物稱為蛋白質，五十個以下的就是胜肽。蛋白質被蛋白質分解酵素分解後，就是胜肽了。其中，只有能夠與自己的MHC分子結合的胜肽，才會在細胞內與MHC分子結合，接著和MHC一起被送

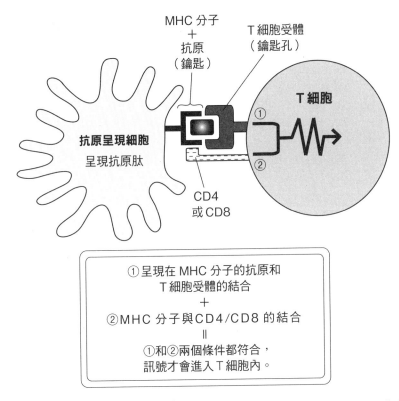

到細胞表面，以「抗原肽」的形式呈現在細胞上。看起來就像樹突細胞告知其他細胞「這是異物喔」，所以這個過程被稱為「抗原呈現」。

這個過程如圖5-8所示。首先，抗原在抗原呈現細胞內被分解成胜肽，再和第一型MHC分子及第二型MHC分子的其中之一結合。之後，MHC・抗原複合體被送到細胞表面，呈現給T細胞。被呈現在MHC的肽（＝鑰匙＝抗原），形狀如果和T細胞上的T細胞受體的鑰匙孔契合，抗原呈現細胞便會與T細胞結合，這時，第一型MHC分子會與CD8 T細胞上的CD8結合，而第二型MHC分子則和CD4 T細胞上的CD4結合。

進行到這一步，T細胞才受到有效的刺激；當第二型MHC分子和CD4 T細胞上的CD4結合時，輔助T細胞會被活化；另一方面，當第一型MHC分子與CD8 T細胞上的CD8結合時，殺手T細胞會被活化。如此一來，後天免疫反應才會開始。

不過，在抗原呈現細胞內沒有和MHC結合的胜肽，因為沒有向T細胞抗原呈現，所以不會對該抗原產生免疫反應。接種疫苗時出現的抗體不反應者（沒有產生抗體的人）即為此例。假設接種的是B型肝炎疫苗，有幾個百分比的人幾乎完全沒有產生抗體（＝non-responder，疫苗無反應者）。原因可能是在細胞內產生的抗原肽沒有與該接種者的MHC順利結合，無法向T細胞進行抗原呈現。發生這種情況時，即使一再接種同樣的疫苗，產生抗體的可能性恐怕很低，所以必須改變疫苗的種類，追加接種。

如同上述，只有藉由抗原（特定的疫苗成分）受到刺激的淋巴球才會增生。結果讓細胞表面帶有CD4的T細胞（輔助T細胞）幫助B細胞製造出大量的特異性抗體，用於排除異物。另一方面，細胞表面帶有CD8的T細胞（殺手T細胞），則具備強大的殺傷力，能夠在病毒入侵時將之消滅，而且可針對特定的病毒，進行選擇性消除。簡單來說，透過疫苗接種可活化先天免疫系統和後天免疫系統，形成所謂的「免疫記憶」。

5-5 長期持續性的記憶與短暫記憶

在第3章的3-5，已經提到有些疫苗能在身體留下長期的免疫記憶，有些則否。舉例來說，破傷風、痲疹、德國痲疹、白喉、HPV、流行性腮腺炎等疫苗的效果可維持幾十年，但百日咳疫苗的保護力僅有三年左右，而流感疫苗的效力頂多只有四個月左右。總之，疫苗的效力能持續多久，依種類而異。但是，是什麼因素造成這樣的差異產生呢？

有部分原因可能是出在疫苗本身。以麻疹而言，如果受真正的病原體感染而引發的免疫反應，據說可維持很長的時間。

接著以在北大西洋的法羅群島觀察到的現象為各位舉例說明。法羅群島在一七八一年曾經爆發大規模的麻疹疫情，等到麻疹再次大流行已經是一八四六年的事了。兩次大流行之間居然相隔了六十年以上，一般認為原因可能是該島為離島，進出的人數不多，所以麻疹病毒從島外被帶進來的機率幾乎是零。值得玩味的是，當初在一七八一年麻疹首度大流行時，曾染上麻疹的人，在六十年後的第二次麻疹大流行時，沒有一個人再度感染麻疹[※1]。換言之，單就麻疹而言，藉由初次感染產生的免疫記憶，似乎可持續幾十年之久。因此，如果以此類病原體的組成成分當作製作疫苗的原料，自然能形成長期的免疫記憶。

那麼，為什麼能產生這麼長的免疫記憶呢？前面已經說明，B細胞受到活化後會分化成漿細胞製造抗體。漿細胞的壽命大多很短暫，分裂增生一段時間後就會死亡。但其中也有壽命以年為單位、可以存活較久的種類，此類漿細胞被稱為長壽漿細胞（long-lived plasma cell：LLPC）。以人而言，此類漿細胞存在於腸道和骨髓，據說特別長壽的可存活超過二十年。事實上，據說麻疹病毒就是在這類長壽漿細胞的誘導下產生。換句話說，如果其他疫苗也被此類細胞誘導，在體內大量產生，應該就能對該疫苗形成長期持續性的免疫反應。可惜的是，目前尚未掌握以人工方式誘導長壽漿細胞產生的方法。

另外，與免疫記憶有關，目前已被證實的是，在免疫記憶的形成與記憶上，也少不了負責幫助B細胞分化的輔助T細胞。輔助T細胞在樹突細胞的抗原呈現下受到刺激，會分泌出各種細胞激素，有助於B細胞產生抗體。因此，細胞和B細胞若能對相同的抗原產生反應，T細胞就會積極協助B細胞，除了增強B細胞產生抗體的能力，也能夠誘導記憶淋巴球的產生。但是，為了誘發記憶淋巴球，目前只知道需要T細胞的存在，但還不清楚T細胞要有何作為。

其次是有關只能誘導出極為短暫的免疫反應的疫苗。圖5－9是二〇一九年美國期刊《Science》的科學作家約翰科恩所發表的內容，主題是二〇一一年至二〇一五年在美國進行調查後所得知的有關流感疫苗的效力與其維持時間[※2]。根據這份資料，流感疫苗在美國的有效率僅有百分之三十四左右，而且效果只能維持四個月左右。

有關疫苗的有效率，我已在第3章的3－4進行說明，為了方便各位了解，再次簡單說明。所謂的「疫苗的有效率是百分之三十四」，意味著「有百分之三十四沒有接種

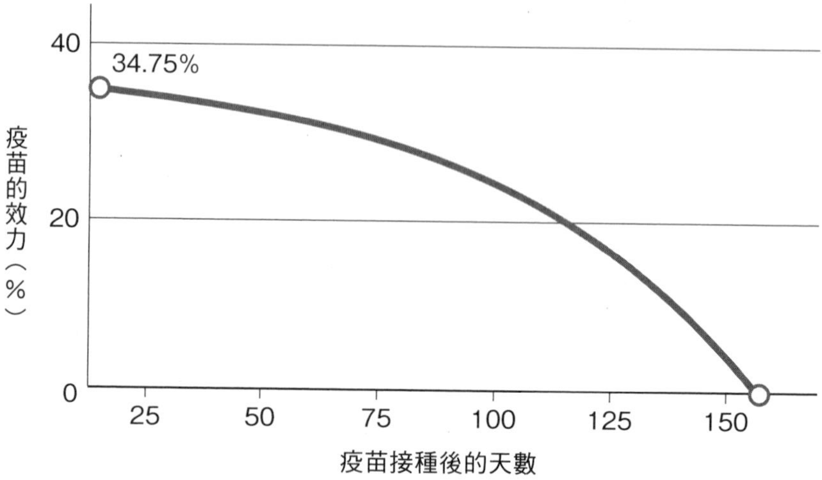

圖5-9　流感疫苗的效力與其維持時間

此疫苗而發病的人，若接種疫苗可預防發病」（換言之，即使接種疫苗，還是無法預防超過六成的人發病）。

這個數字實在讓人大吃一驚。我之所以會這麼說是因為，像麻疹疫苗和德國麻疹這類典型效力良好的疫苗，有效率都超過百分之九十。相較之下，有效率僅有百分之三十的流感疫苗，能夠提供的保護力實在低得可憐。更驚人的是，其效果只能維持短短的四個月。說得更準確一點，如果在秋天接種疫苗，到了流感差不多真正流行的一月、二月，所剩的效力更是微乎其微了。有關流感疫苗的效力為什麼短到以月為單位，原因至今仍不是很清楚，而且因自然感染流感而獲得免疫力的人，實際上保護力持續的時間更長，原因可能出在疫苗中含有的病原體成分並非最佳選擇。或者是基於某個尚不得而知的因素，讓免疫系統踩煞車。

最後，希望對免疫機制有更進一步了解的讀者，請參照之前的拙作《免疫與疾病的科學》的第2章。

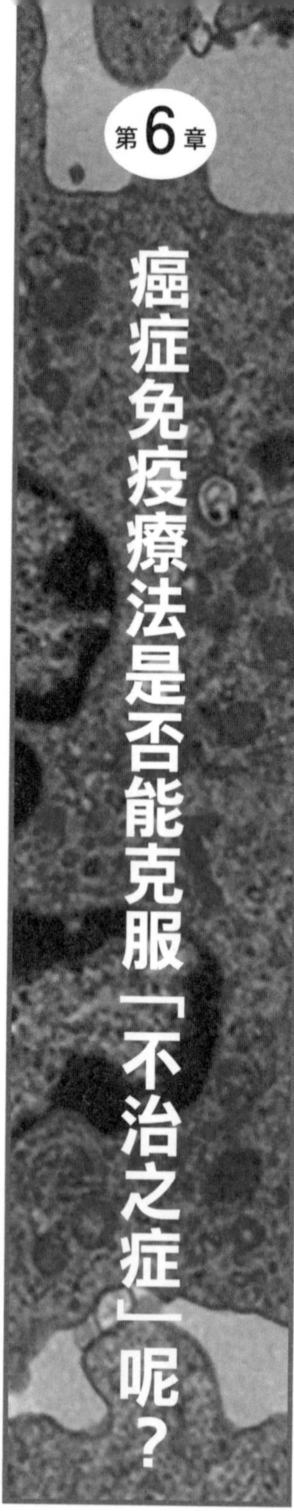

第6章

癌症免疫療法是否能克服「不治之症」呢？

最近最受矚目的疫苗之一是針對癌症的疫苗（即癌症疫苗）。所謂的癌症疫苗，就是選出正常的細胞所沒有、唯有多數的癌細胞才有的細胞表面分子，以此為抗原，製作與此對應的疫苗。目的是藉由疫苗的接種，喚起癌症患者體內的免疫細胞製造抗體以清除癌細胞。前述的疫苗都是以預防為目的，但癌症疫苗則是以治療為目的。除了癌症疫苗，醫療界也嘗試了幾項藉由增強免疫力以消除癌細胞的新療法。

舉例來說，從患者身上取出T細胞，在試管內培養出能殺死癌細胞的殺手T細胞後，再送回體內的療法（T細胞療法）。另外，還有從患者身上取出樹突細胞，利用癌症抗原給予刺激後，再送回體內的療法（樹突細胞療法）。

除了上述兩種療法，最近也開始運用CAR－T療法。所謂的CAR－T療法，就是先從患者身上抽取T細胞，再以基因工程技術，把T細胞改造為能夠辨識癌症抗原並攻擊癌細胞的CAR－T細胞，最後再輸回體內。本書會依序針對這些新型療法一一進行說明。

6-1 癌症疫苗是什麼？

一般而言，雖然頻率極低，但細胞分裂時會產生一定機率的基因突變（基因密碼發生錯誤），這是一種又稱為自發突變的現象。每一個基因座的突變機率是十萬分之一到一百萬分之一，雖然這個數字很低[※1]，如果再加上抽菸、紫外線、各種化學物質等外在因素，基因突變的機率就會大幅上升，所以上述這些物質又稱為致癌物質。另外，在調節遺傳表現的過程中，有所謂的「DNA甲基化」「組織蛋白修飾」。如果在這些過程中出現異常，則稱為可遺傳的表型變異（表觀遺傳突變）。意思是基因本身沒有突變，而是在基因的活動調節過程中發生突變。一旦發生基因突變或表觀遺傳突變，細胞有時候會獲得異常的增生能力，這種細胞增生若一再持續，就會演變成癌症。

我們的身體在生理狀態下，每天有多數細胞在分裂。換言之，即使在正常的狀態下，每天也一定會產生一定數量的突變細胞，其中有部分可能癌化。好在我們的身體有免疫系統，免疫系統就像打地鼠一樣，每天只要發現突變細胞就打，有人認為這是一種防患未然的行動，避免突變細胞日後演變成癌細胞。提出這個說法的是澳洲的生物學家麥克法蘭·伯內特，他在距今超過四十年前提出了「免疫監控理論※2」。他認為免疫細胞好比身體的警衛，隨時在身體各處巡邏，每天都在檢查有沒有癌細胞形成。癌症之所以好發於高齡者，原因在於免疫力會隨著年齡增長而衰退，導致免疫細胞即使發現癌細胞也無法立即將之消滅，這個理論目前已被廣泛接受。

一般把只存在於癌細胞而不存在於正常細胞（或者說即使存在數量也非常稀少）的抗原稱為「癌抗原」或是「新生抗原」。所謂的「新生抗原（Neoantigen）」就是「新的（Neo）抗原」，意思是細胞癌在生長的過程中伴隨著基因突變所產生的新型抗原，可以把它當作是「癌的標記」，大多數都是蛋白質。癌細胞的表面存在著好幾種新生抗原，但幾乎都是無法對免疫系統造成強烈刺激的微弱抗原。不過，即使微乎其微，還是可能存在著作用力強大、能夠強烈刺激免疫系統的抗原。

如果這種強力的新生抗原大量存在於癌細胞表面，就能順利被免疫系統識別，而癌細胞也會被清除，這就是所謂的「免疫監控」現象。但是，「免疫監控」無法達到滴水不漏的程度。如同前述，新生抗原大多為弱抗原，所以有部分的癌細胞能夠逃過免疫系統的法眼。也因為如此，免疫細胞不太會對這些逃過一劫的癌細胞產生強烈的反應。

說到以往的癌症疫苗（主要是胜肽疫苗），其製作方式是選出抗原力可能比較強的新生抗原中的部分多肽序列（蛋白質的一部分），當作「免疫原」（用於免疫的抗原）使用，再添加免疫佐劑（即免疫強化物質……第2章的2－2）而成。但是，如同第5章的5－4所述，可當作個人識別資訊的MHC（人的稱為HLA，即人類白血球抗原），具備高度的多樣性，只有一定的MHC才能與特定的多肽序列結合。

如此一來，一定有患者的MHC無法與疫苗的多肽序列結合。那麼對該患者而言，即使接種了胜肽疫苗也無效。此外，如果患者的癌細胞表面沒有很多疫苗使用的新生抗原，即使採用「免疫細胞抗癌」療法，免疫細胞也認不出哪些是癌細胞，無法將之清除。換句話說，為了讓特定的胜肽疫苗發揮效果，必須符合兩個條件，首先，特定的多肽序列必須與患者的MHC順利結合；第二，患者的癌細胞表面必須大量存在這種多肽序列。如果無法同時符合兩個條件，疫苗就不會有效。

6-2 利用免疫抑制機制扭轉劣勢的癌細胞

更棘手的是，有一部分的癌細胞，已經懂得如何抑制「免疫細胞抗癌」機制，讓自己免於被排除。事實上，後天免疫系統為了避免免疫反應失控，也具備踩煞車的弱化機制。一般而言，免疫反應若感應到病原體等非己的異物入侵，就會想辦法將之清除，問題是免疫系統對自體與非己的判別並不是完全準確，難保淋巴球哪天不會突然攻擊自己的細胞。為了預防免疫細胞大軍的失控，身體也存在著一群負責踩煞車的細胞和分子。但是，如果連免疫抑制的煞車也失靈，攻擊自體成分的淋巴球就會變得愈來愈多，導致自體成分受到破壞。類風溼性關節炎、全身性紅斑狼瘡（SLE）、薛格連氏症候群等都是代表性的自體免疫疾病。

事實上，癌細胞已經懂得反過頭利用免疫抑制機制，讓「免疫細胞抗癌」變得無效。在說明這件事的來龍去脈之前，首先還是讓各位了解在後天免疫系統中，負責踩煞車的是哪些細胞和分子吧。

A　抑制後天免疫的機制

i　調節性T細胞

調節性T細胞是T細胞之一，在免疫反應中負責踩煞車。此細胞會分泌IL－10和TGF－α等抑制性細胞激素，干擾輔助T細胞和抗原呈現細胞（以樹突細胞為主）的相互作用，主要抑制的是T細胞的免疫反應。B細胞必須得到T細胞的輔助才能製造抗體，所以一旦T細胞的作用減弱，B細胞的功能會跟著停擺，整個免疫反應也會平息下來。一般認為，當癌細胞形成，調節性T細胞的數量也會增加，以抑制免疫細胞對癌細胞的免疫反應。

ii　失能（Anergy）與共同刺激因子、免疫檢查點分子

我在第5章已經向各位說明，T細胞為了從樹突細胞得到抗原呈現以便增生，T細胞上的抗原受體必須透過MHC分子與抗原肽結合，同時，CD4或CD8也必須與樹突細胞上的MHC分子結合。

事實上，T細胞為了增生，還有一個很重要的必要條件。T細胞與抗原呈現細胞結

合後，會有一種稱為「共同刺激訊號」的特殊刺激進入T細胞。提供這類刺激的分子稱為共同刺激分子，種類相當多，但每一種都是存在於細胞膜上的蛋白質。

呈現抗原的樹突細胞，在未成熟之前，表面的共同刺激分子很少，但受到刺激成熟後，細胞膜上就會出現大量的共同刺激分子。其中以CD80和CD86居多。另一方面，為了與這些分子結合，T細胞的細胞膜上，也隨時存在著名為CD28的共同刺激分子。如此一來，只要T細胞一遇到呈現抗原的樹突細胞，共同刺激訊號便隨著樹突細胞的「MHC+抗原」呈現而進入T細胞內，而且T細胞上的CD28會與樹突細胞上的CD80與CD86結合，使共同刺激訊號進入T細胞，讓T細胞開始增生。簡單來說，只有藉由抗原發出的訊號（訊號1）和藉由共同刺激分子發出的共同刺激訊號（訊號2）都進入T細胞內，T細胞才會增生（圖6－1）。如果訊號2沒有進入T細胞，T細胞完全無法增生，之後即使遇到同樣的抗原也沒有反應，這就是所謂的T細胞失能（無反應）。換句話說，即使訊號1進入T細胞，但是若沒有訊號2，T細胞還是會陷入失能狀態（變得無法反應）。

最近，有關引起T細胞失能的另一機制也獲得釐清。有人在前述提到的共同刺激分子中，發現有些分子會發出抑制免疫反應的訊號（圖6－2）。

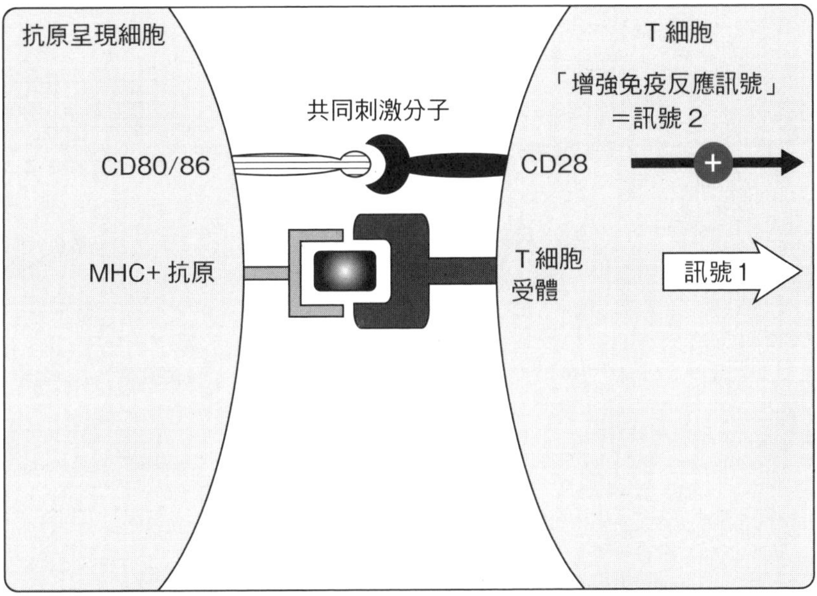

T細胞為了辨識抗原而增生時，不僅需要來自抗原呈現細胞的抗原特異性訊號（訊號1），也需要透過共同刺激分子進入T細胞的共同刺激訊號（訊號2）。在兩個條件都符合的情況下，T細胞才會開始增生（圖的上半部）。如果只有訊號1會造成T細胞失能（無反應），從此無法對此抗原產生反應。此外，為了力求簡單明瞭，本圖沒有加入CD4分子和CD8分子。

圖6-1　在T細胞的抗原辨識中，共同刺激分子的功能

前述提到的共同刺激分子之一的CD28，能夠增強T細胞的反應（傳遞正的訊號）。但是，現在也發現另外還有能夠抑制T細胞反應的共同刺激分子（傳遞負的訊號，所以能削弱免疫反應）。CTLA－4和PD－1就屬於這樣的分子。它們存在於細胞膜上，只要與對方的分子結合，就會向T細胞傳

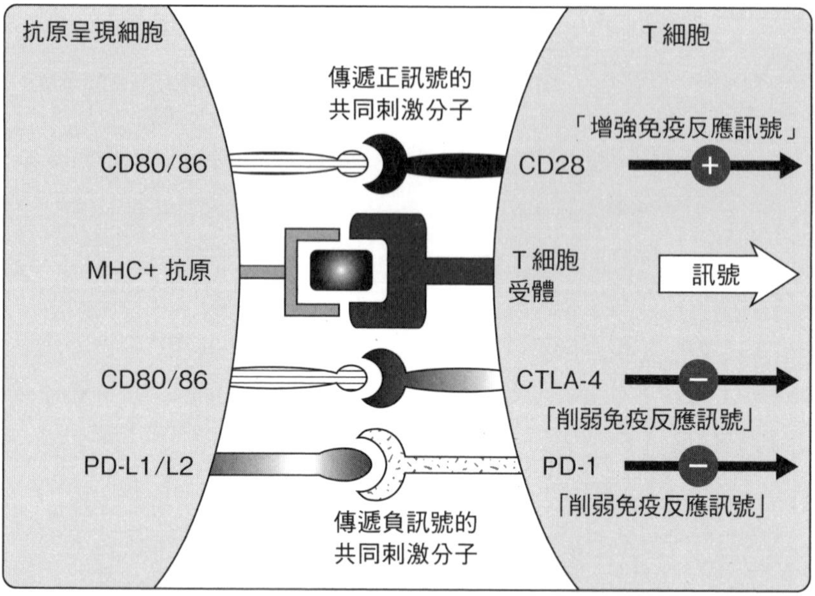

T細胞上的CD28是傳遞正訊號的共同刺激分子，但T細胞上也存在著傳遞負訊號的CTLA-4和PD-1等分子。後者也被稱為免疫檢查點分子。

圖6-2　共同刺激分子中，有傳遞增強免疫反應的正訊號分子，也有傳遞削弱免疫反應的負訊號分子（免疫檢查點分子）

送「負的訊號」。因為可以把它當作免疫反應的檢查點，所以最近也開始被稱為免疫檢查點分子。說得具體一點，就是一種傳送「削弱免疫反應訊號」的分子吧（圖6－2）。

舉例來說，表現在正常T細胞上的只有CD28分子，幾乎沒有CTLA－4和PD－1這類免疫檢查點分子。但是，免疫系統若持續受到刺激，T細胞上也會出現CTLA－4和PD－1等免疫檢查點分子（即避免免疫反應變得過於強烈的分子）。

與CTLA－4結合的對象，和CD28一樣也是CD80和CD86，但是比起和CD28，CTLA－4與CD80和CD86的結合更強而有力；如果T細胞上同時有CD28和CTLA－4表現，CD80和CD86會優先與CTLA－4結合，如此一來，「負訊號」就會進入T細胞。結果造成T細胞的反應變得遲鈍，不易對抗原產生反應。

除了CTLA－4，PD－1也是免疫檢查點分子。PD－1會和PD－L1和PD－L2這些分子結合，對T細胞傳遞「負訊號＝削弱免疫反應訊號」，讓它的反應變弱（圖6－2）。

最近發現CTLA－4、PD－1在癌症患者的T細胞都有高表現量，也證實了癌細胞可以把T細胞膜上的「免疫煞車」踩得更緊。

6-3 免疫檢查點抑制劑療法

癌細胞的分子一旦與T細胞上的PD－1、CTLA－4等免疫檢查點分子結合，T細胞就無法維持正常功能，免疫反應也因此被踩煞車。如果不想辦法鬆開煞車，即使使用癌症疫苗，也無法誘發患者產生免疫反應對抗癌細胞。

免疫檢查點抑制劑療法的開發，就是為了鬆開煞車。方法是以抗體藥阻止癌細胞抑制T細胞，讓T細胞恢復原有的功能。經常使用的抗體藥是「保疾伏（抗PD－1抗體）」（圖6－3）。向患者投予「保疾伏」後，大約可誘發兩成的患者產生免疫反應，但出現在每個人身上的效果不一。有的是腫瘤不再變大，甚至縮小，偶爾也有腫瘤消失的情況發生。

但是，有超過半數的患者沒有得到預期的效果。原因是為了讓「保疾伏」發揮效果，必須符合兩個條件，一是T細胞上必須有PD－1的表現，因為它是保疾伏的結合分子，另外，癌細胞的表面必須有PD－1結合分子－PD－L的表現。如果沒有這些結合分子，即使投予抗PD－1抗體，也無法解除抑制免疫反應的煞車。

另外，為了確保在解除煞車時，T細胞能恢復攻擊癌細胞的功能，必要條件是癌細胞上要有強力的新生抗原。換句話說，如果沒有滿足上述條件，免疫檢查點抑制劑療法便無法奏效。

有關免疫檢查點分子，最近有了新的發現。以往對它的認知是一種抑制T細胞機能的分子，也是後天免疫系統中，具備調節重任的分子，但最近發現先天免疫系統中也有

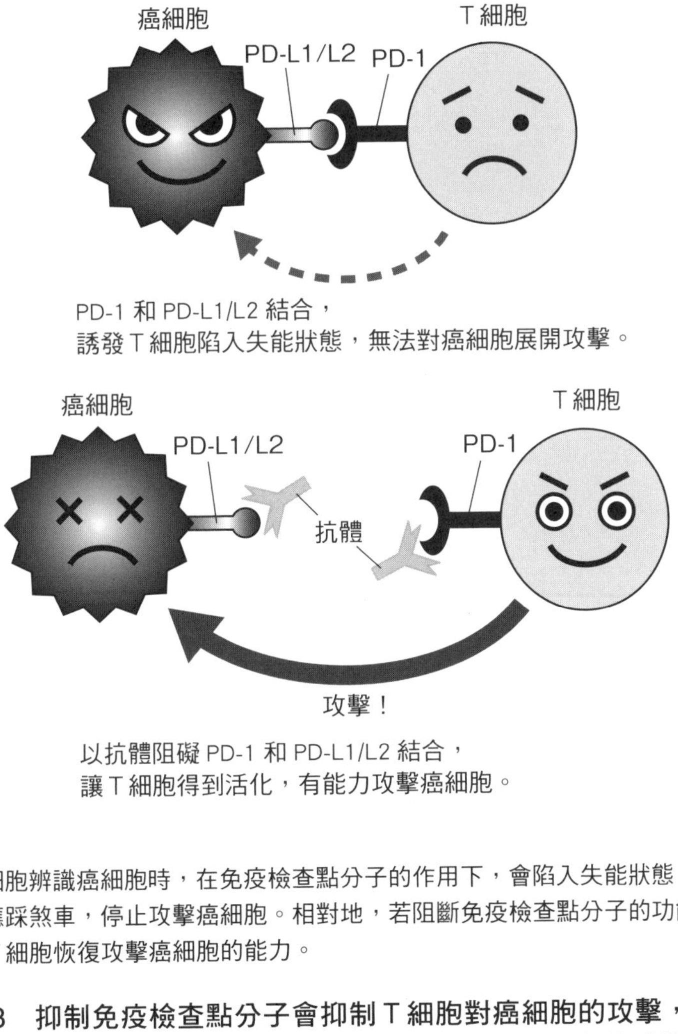
癌細胞
T細胞
PD-L1/L2
PD-1
PD-1 和 PD-L1/L2 結合，
誘發 T 細胞陷入失能狀態，無法對癌細胞展開攻擊。
癌細胞
T細胞
PD-L1/L2
PD-1
抗體
攻擊！
以抗體阻礙 PD-1 和 PD-L1/L2 結合，
讓 T 細胞得到活化，有能力攻擊癌細胞。

當 T 細胞辨識癌細胞時，在免疫檢查點分子的作用下，會陷入失能狀態，對免疫反應踩煞車，停止攻擊癌細胞。相對地，若阻斷免疫檢查點分子的功能，就能讓 T 細胞恢復攻擊癌細胞的能力。

圖6-3　抑制免疫檢查點分子會抑制 T 細胞對癌細胞的攻擊，所以只要阻斷免疫檢查點分子的功能，就能讓 T 細胞攻擊癌細胞

免疫檢查點分子。細節容我省略，但ＮＫ（自然殺手）細胞和巨噬細胞也有免疫檢查點分子。

總而言之，陸續有報告指出，不論先天免疫系統還是後天免疫系統，都有好幾個免疫檢查點分子，藉由抑制這些分子的機能，就能增加對癌細胞的免疫反應。另有研究報告指出，雖然副作用可能變強，但只要阻斷好幾個免疫檢查點途徑，便能進一步提升治療效果[※3]。

但是，在臨床治療上，癌症免疫治療也有無效的時候。舉例來說，有時癌細胞會發生突變，導致ＭＨＣ分子從細胞表面消失。若發生這種情況，即使癌細胞擁有很強的新生抗原，但是少了把新生抗原呈現給Ｔ細胞的ＭＨＣ分子，新生抗原就沒有癌細胞的標記，無法呈現在細胞表面。因此Ｔ細胞無法將癌細胞辨識為異物，癌症免疫療法也就不成立了。為了讓Ｔ細胞把癌細胞辨識為異物，癌細胞表面一定要有ＭＨＣ分子，如果ＭＨＣ分子消失了，癌細胞就無法被辨識為異物了。

有鑑於此，現行的癌症免疫療法，大多把ＭＨＣ分子必須表現於癌細胞，以及癌細胞表面要有讓Ｔ細胞辨識的新生抗原當作前提。

前面已經說明，MHC分子具備高度的多樣性，疫苗使用的新生抗原，不一定能夠與患者的MHC分子結合。為了改善這個問題，最近已經有人開始研發新的技術※4。也就是針對癌細胞的基因序列進行詳細的調查，盡可能找出多數異於正常細胞的突變部分（即新生抗原）。

若能得到這方面的資訊，就能夠推測出多數由突變基因製造的新生抗原的胺基酸序列（新生抗原肽）。接著以演算法從這些肽序列找出能與MHC分子強烈結合的種類，再嘗試在試管內鑑定出能夠強烈刺激T細胞的種類為何。簡單來說，這個新嘗試的作法是鑑定出容易讓癌細胞成為T細胞攻擊對象的強力新生抗原，再以此為基礎，為每個患者量身訂做合適的疫苗，例如要單獨投予新生抗原肽疫苗，還是要混入樹突細胞再投予（圖6－4）。

但是，為了能夠替每個患者製作合適的疫苗，必須符合三個條件：（i）首先要決定患者的癌細胞與正常細胞的基因序列，選出兩者不同的部分；（ii）選出與患者的MHC結合的肽序列；（iii）從MHC結合的肽序列中選出能給予T細胞強烈刺激的種類。

另一方面，如同前述，既有的胜肽疫苗，僅對應一種新生抗原，而且每個患者接種

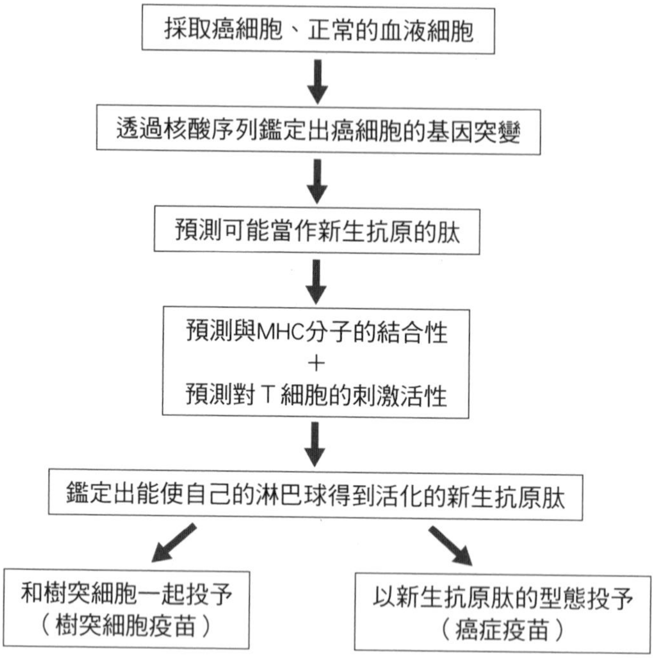

圖6-4　鑑定用於製造優質癌症疫苗的新生抗原肽

的都是同樣的疫苗。但是，疫苗的有效與否，取決於患者的MHC是否能與新生抗原結合（如果新生抗原無法順利與MHC結合，就無法進行有用的抗原呈現，讓T細胞對癌細胞產生免疫反應）。另外，如果疫苗使用的是比較微弱的新生抗原，或是患者的癌細胞表面只有少量MHC，都會降低疫苗的效果。

如圖6－4所示，首先要從基因序列推測表現於患者的癌細胞的強力新生抗原，再以MHC結合性和對T細胞的刺激能力為指標，製作出特異性的疫苗，以提高T細胞對癌細胞的免疫反應。因癌細胞的種類，有時須混合好幾種新生抗原，但是，每個患者身上的癌細胞基因突變情況大多不同（因為患者之間共通的突變很少），所以需要替每個患者量身製作最適合的疫苗。

這種形式的醫療稱為精準醫療（Precision Medicine），也就是針對患者的個別情況，量身訂做的治療方法。美國和以色列等國家，已經針對惡性黑色素細胞癌患者，嘗試併用精準醫療與免疫檢查點抑制劑療法進行治療。據觀察的結果顯示，其治療效果大幅超出既有的方法[※5]。但是，這種針對每位患者製作專屬疫苗的醫療方式，治療費用相當高昂。我衷心期盼這種方法能早日普及，而且費用不再高不可攀，以造福更多癌症患者。

6-4 丸山疫苗與BCG-CWS是否有抑制癌細胞的效果？

丸山疫苗的主要成分是從結核菌提取的物質。起初是當作治療皮膚結核病的藥物所開發，後來皮膚科醫師丸山千里（日本醫科大學）提出研究報告，指出此藥物有治療癌症的效果[※6]。丸山疫苗在日本用於癌症治療已經超過五十年，而且似乎在一部分患者身上展現了顯著的效果。但是說到其效果，依然是評價不一，未有定論。事實上，大阪大學山村雄一教授的研究團隊，幾乎和丸山醫師在同一時間開發了成分為牛型結核菌菌體的製劑（BCG－CWS），也提出此藥物有治療癌症效果的研究報告[※7]。但是，BCG－CWS和丸山疫苗一樣，僅有一部分患者得到良好的治療效果，兩者目前都尚未得到厚生勞動省的許可，只有在部分的民間機構供臨床實驗之用。

若以現今免疫學的知識來看丸山疫苗和大阪的BCG－CWS製劑，兩者應該可歸類為以免疫佐劑（免疫強化物質）刺激先天免疫系統的物質。

結核菌的菌體成分，與各種TLR結合後可明顯活化樹突細胞（第5章5－1），另外，也會對先天免疫系統的細胞產生作用，促使其分泌出各種細胞激素。或者在上述兩者相輔相成之下，癌細胞上的新生抗原就能順利呈現在樹突細胞上，讓T細胞得到活化，對癌細胞積極展開攻擊。

但是如同前述，如果新生抗原不夠強，就無法順利活化T細胞，使其對癌細胞發動攻擊。另外，如果癌細胞發生基因突變，沒有表現MHC，癌症免疫療法也不會成立。因此，為了讓丸山疫苗和大阪的BCG－CWS製劑效果確實展現，必須符合幾個條件，我認為這也是兩者都僅有一部分患者出現相當明顯的效果，但多數患者的治療效果卻不如預期的原因。以現狀而言，這兩種療法都不是先調查條件是否符合再投予疫苗，而是先投予再看情況，所以不確定的因素很多。但是如果試了發現無效，有可能來不及改用其他方式治療，如果是我，我會選擇其他方式治療。

另外是BCG製劑對癌症的治療效果。最近有研究報告指出，如果在學童時期投予BCG，將會大幅降低肺癌的發病率。換言之，BCG可能有預防肺癌的效果。這是以大約三千名美國印地安與阿拉斯加原住民為對象，約六十年來進行追蹤調查後得到的結果[※8]。能夠降低發病率的疾病只有肺癌，其他癌症的發病率並沒有減少。BCG雖然是肺結核疫苗，但同時也是一種能強烈刺激先天免疫系統的免疫佐劑。

這份研究報告顯示，肺癌患者的結核病罹患率並沒有出現變化，所以推測出現於投予BCG後的肺癌發病率下降的現象，原因並非自肺結核的發病率降低，而是免疫系統受到刺激。這個結果有可能因人種而異，但不論是美國的印地安或阿拉斯加原住民，和日本一樣都屬於蒙古人種，從人種這個觀點來看，這份報告的內容確實值得玩味。另外，以下為各位介紹的雖然不是疫苗，但同樣是借用免疫細胞的力量，來排除癌細胞的治療方法。

6-5 免疫細胞療法

A　T細胞療法

這種治療法是從患者身上抽取出T細胞，在試管內讓它接受癌細胞或癌細胞的新生抗原的刺激，藉以分化出對抗癌細胞的殺手T細胞。再把殺手T細胞放回患者體內，讓它消滅癌細胞。

美國國家衛生院（NIH）的史蒂芬．羅森堡博士的研究團隊，讓許多患者嘗試這種治療方法後，有部分腎臟癌與惡性黑色素細胞癌的患者，出現腫瘤縮小，甚至完全消失的情形[※9]。但是，對其他多數癌症種類的患者並未出現明顯的效果。可能原因之一是放回體內的殺手T細胞並沒有進入癌細胞的病灶，在完成重要的使命之前就已經死亡。

不過，最近也證實還有另一個理由。也就是癌細胞會抑制免疫細胞的功能，導致T細胞療法無效。事實上，史蒂芬．羅森堡博士的研究團隊所提出的研究報告指出，使用一般抗癌劑治療效果不彰的轉移性乳癌患者，在併用T細胞療法和免疫檢查點療法後（解除免疫系統煞車的方法），卻出現腫瘤明顯縮小，患者接受治療之後也存活很長的時間[※10]，不過這樣的報告僅有一例。重點在於這一例是否僅是例外，或者意味著這種治療法不僅適用於乳癌，也廣泛適用於其他癌症呢？實情仍不得而知，有待日後的研究。

另外，京都大學河本宏教授的研究團隊，正在研究如何利用iPS細胞培養出針對癌細胞有殺傷能力的殺手T細胞。透過以小鼠為對象的實驗已經確認，體內含有人類癌細胞的小鼠，在注射以iPS細胞培養的殺手T細胞後，腫瘤已確實縮小，至於臨床實驗的結果，目前尚無相關報告。

B　樹突細胞療法

方法是從患者的血液抽取出成為樹突細胞之前的未成熟細胞，在試管內以癌細胞或其新生抗原給予刺激，再把細胞輸回體內，喚醒T細胞對癌細胞發動攻擊。但是，樹突細胞的壽命很短，無法在體內存活很久。而且，即使重新回到血液中，樹突細胞也很難移動到癌組織和癌細胞所附屬的淋巴結，所以最大的問題是T細胞未能如預期般受到刺激。不過，有人提出若是併用前述的免疫檢查點療法，效果有可能大為提升[※11]，有關這點仍有待日後的研究。

C　NKT細胞療法

NKT細胞是一種兼具NK（自然殺手）細胞和T細胞功能的細胞，在血液中的含量非常少，不超過全體的百分之零點一。但是，此細胞具備殺傷癌細胞的能力，所以理化學研究所的團隊，開發了從人類的iPS細胞大量培養出NKT細胞的方法。目前已經確認把iPS細胞培養的NKT細胞注射在體內含有人類癌細胞的小鼠後，腫瘤確實縮小了[※12]，但是有關臨床實驗目前尚無相關報告，還有待日後的研究。

D　CAR－T療法

所謂的CAR是嵌合抗原受體（chimeric antigen receptor）的縮寫，簡單來說就是以人工製造的混種狀態的抗原受體。這種受體由兩種成分結合而成，一是辨識癌細胞的抗原受體，二是向T細胞傳遞訊號的受體的組成成分，所以被稱為嵌合抗原受體。

CAR相當於捕捉癌細胞的「雷達」，也是與癌細胞結合後，向T細胞送達攻擊命令的細胞表面受體，等於一人飾兩角。把CAR導入患者的正常T細胞，可促進T細胞分化出攻擊癌細胞的細胞（殺手T細胞），等到增生到足夠的數量，再把這些殺手T細胞輸回到患者體內去對抗癌細胞（圖6－5）。

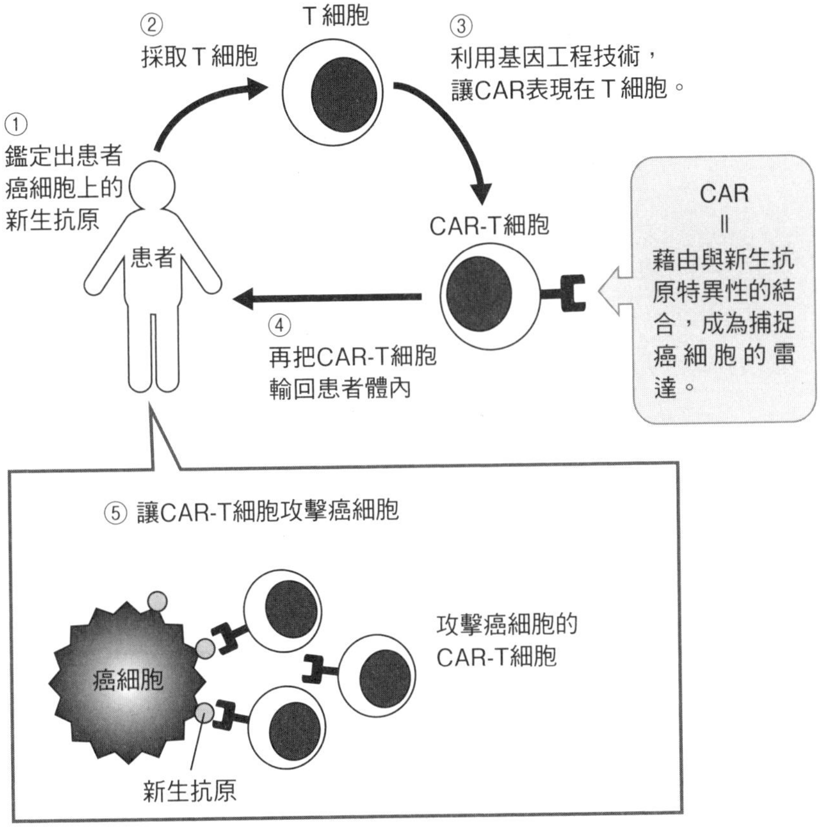
T細胞
②
採取T細胞
③
利用基因工程技術，
讓CAR表現在T細胞。
①
鑑定出患者
癌細胞上的
新生抗原
患者
CAR-T細胞
CAR
Ⅱ
藉由與新生抗原特異性的結合，成為捕捉癌細胞的雷達。
④
再把CAR-T細胞
輸回患者體內
⑤ 讓CAR-T細胞攻擊癌細胞
癌細胞
攻擊癌細胞的
CAR-T細胞
新生抗原

圖6–5　CAR-T療法的原理與方法

美國已經導入這個方法，用於治療白血病與惡性淋巴瘤。包括B細胞急性淋巴細胞白血病和B細胞淋巴癌等。

B細胞表面有一種標記為CD19的分子。首先利用患者的細胞製造與CD19結合的CAR－T細胞，再輸回體內，讓CAR－T細胞與體內的腫瘤細胞結合，將之消除。諾華藥廠推出的一款名為「Kymriah」的藥物，就是治療急性淋巴性白血病的CAR－T療法藥物。截至目前為止的報告，僅投予一次CAR－T細胞，腫瘤細胞消失的比例約有八成[※13]。雖然有部分患者復發，但是和傳統的化學療法相比，效果斐然。缺點是CAR－T細胞連正常的B細胞也一併殺死，所以患者不容易產生抗體，容易受到感染，但只要注射免疫蛋白（抗體），應該能夠把副作用減少到一定程度。

日本厚生勞動省在二〇一九年三月核准使用「Kymriah」，同年五月，也決定每一位患者的藥價超過日幣三千萬（正確的數字是日幣三千三百四十九萬三千四百零七圓）。為何會設定如此的高價，理由有好幾項。包括必須包含製造開發的費用、必須使用基因改造技術為患者量身訂做專屬的CAR－T細胞、以及必須在嚴格的條件下，以試管長期培養，直到細胞增生的數量符合所需等。我相信隨著使用的普及，藥價遲早會逐漸下降，但目前對一般人來說，還是難以負擔的金額。目前CAR－T療法主要用於白血病和惡性淋巴腫，但也有一些研究人員正在研究CAR－T對於其他類型癌症的療效，我相信其應用範圍一定會愈來愈廣泛。

E　光免疫療法

最近日本的報章雜誌與電視新聞開始出現光免疫療法可能是抗癌新療法的報導。光免疫療法由美國國立癌症研究所的小林久隆醫師所設計及開發而成，方法是使用特殊的色素，透過近紅外線照射，讓與癌細胞表面的新生抗原結合的單株抗體（在試管內製造的人工抗體，只對特定的抗原產生反應）產生化學變化。再把這個與色素結合的抗體，向人體投予。此抗體進入人體後，會與癌細胞表面的抗原結合。與抗體結合的特殊色素，具備的性質是經近紅外線照射會得到活化，能夠破壞與抗體結合的細胞。因此，透過以近紅外線照射腫瘤部位，只針對癌細胞進行破壞的效果值得期待。

這種治療法的特徵是只有投予抗體和照射近紅外線，所以對患者造成的負擔較輕。美國已經開始進行針對復發的頭頸部癌的第三期試驗（臨床試驗的最後階段），而日本也即將展開臨床試驗。但是尚有一、兩個待解決的問題，第一，癌細胞在治療的過程中會產生突變，所以有可能出現無法和抗體結合的癌細胞。不過，最近也出現了好幾種抗體，都可以和癌細胞的新生抗原結合；如果遇到上述情況只要改變使用的抗體種類，或許就能解決。另外，因為近紅外線必須直接照射在癌細胞，所以遇到癌細胞位在光照不到的地方，或者已多處轉移的情況，也不適用於此療法。

6 免疫學者眼中的民間「免疫增加食品」的真正實力

從各種電視節目和新聞媒體，不時可見號稱可提高免疫力的食品和保健食品廣告。如果要我一開始就回答哪些食品有效，我只能說，就免疫學的學術角度而言，目前並沒有任何一樣已經確認可以提升人體免疫力的產品。舉例來說，有一種名為β－葡聚醣，且大量含於菇類和海藻類的多醣體，我相信很多人都看過宣稱它具備提升免疫力功效的廣告。號稱有抗癌效果的多孔菌也富含β－葡聚醣，所以有些廣告，甚至是論文，都直接寫著β－葡聚醣具備抗癌的功效。但是，實際檢視內容有關β－葡聚醣免疫刺激能力的論文，實驗對象幾乎都是小鼠，而且是大量投予，和我們經口服的攝取量完全不能相提並論。

基本上，β－葡聚醣是一種多醣體，種類相當繁多。例如含於菇類、大麥、酵母等，而且分子量超過一萬的β－葡聚醣，會與先天免疫系統的異物感測器之一的Dectin－1結合，向細胞傳遞訊號。但含於海藻類，分子量不到五千的β－葡聚醣，即使和Dectin－1結合，也不會向細胞傳遞訊號。簡單來說，β－葡聚醣的種類很多，無法以偏蓋全。

事實上，根據東京大學岩倉洋一郎教授的研究團隊（現為東京理科大學）以小鼠為對象的實驗顯示，高分子量的β－葡聚醣與Dectin－1結合後，大腸癌的症狀反而惡化[※14]。換言之，含於菇類等食材的高分子量β－葡聚醣，在某些場合反而會促進發炎。另一方面，岩倉的研究團隊透過實驗，也得到了低分子量的β－葡聚醣會阻礙高分子量β－葡聚醣與Dectin－1結合，並抑制大腸癌發病的結果。由此可見，因為每一種β－葡聚醣的性質不同，所以很難一口咬定，只要β－葡聚醣的含量高，一定有助於提升免疫力。

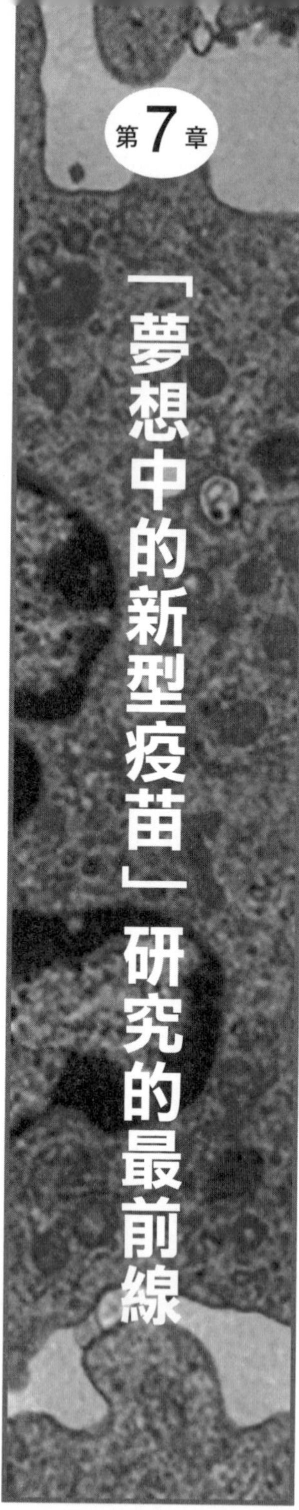

第7章 「夢想中的新型疫苗」研究的最前線

7-1 DNA疫苗、RNA疫苗

截至目前為止，本書提到的疫苗，主要成分都是組成病原體的部分蛋白質、多肽，或糖鏈。目的是藉由疫苗的投予，達到刺激免疫反應產生的效果。不過，最近已經投入開發的DNA疫苗和RNA疫苗，則是以病原體的基因片段為主要成分。

DNA疫苗的製造方式是把含有對應病毒的目標基因插入質體，當作載體大量製造。再將之投予患者體內，使其製造出病原體的基因產物（抗原蛋白），藉此引發免疫反應。DNA疫苗主要是利用肌肉注射。

質體已廣泛應用於人體的基因治療等領域，安全性已經得到確立。藥品都是依照GMP（藥品優良製造作業規範）進行生產與品管。DNA疫苗的優點是能夠迅速且大量生產，而且價格便宜。把選定的基因以遺傳工程的技術，插入質體中，再將之導入大腸桿菌，利用大型發酵槽培養大腸桿菌，製作成DNA疫苗。因此相較於以往的疫苗，不但成本較低，也能夠在短時間大量生產。而且不含與感染有關的基因，接種後不會有引起感染的疑慮。另外，製作DNA疫苗所選擇的病原體種類，最近也變得愈來愈多了。問題是有時會出現無法製造足夠的基因產物（蛋白質表達量不足）的情形，導致免疫效果下滑。

最近受到矚目的是針對茲卡病毒感染症的DNA疫苗。茲卡病毒是一種RNA病毒，經由埃及斑蚊傳播。如果受到感染，會出現手腳肌肉無力和麻痺等格林巴利症候群的症狀，除此之外，如果孕婦受到感染，有時會造成胎兒出現先天性小頭症。病毒也會藉由體液和血液接觸擴散，茲卡病毒的疫情最初始於位於南太平洋的玻里尼西亞，之後急速在巴西等南美國家擴散，再傳播到加勒比海地區，連美國都出現過確診病例。因此疫苗的開發成為當務之急，目前也針對茲卡病毒，進行DNA疫苗的研發工作。在第一階段臨床試驗中，這幾種疫苗都展現出有產生抗體的能力，而且安全[※1]，有些已進入第二階段臨床試驗[※2]。

ＲＮＡ疫苗是使用ＲＮＡ的遺傳物質疫苗。ＤＮＡ疫苗使用的細胞基因，有部分是病原體基因，並不是毫無危險性。為了解決這個問題，於是以ＲＮＡ取代ＤＮＡ，讓人體細胞自行製造出構成病原體的特定蛋白質，以刺激免疫反應的產生。

ＲＮＡ疫苗和ＤＮＡ疫苗一樣，只要決定好配方，就能迅速生產，比一般疫苗快得多。前面提到的茲卡病毒，目前已經試做出ＲＮＡ疫苗，以小鼠和猴子為對象的實驗結果顯示，接種疫苗能讓身體產生抗體，發揮預防感染的效果[※3]。另外，針對惡性黑色素瘤等一部分的癌症，也開發出試作型疫苗，並且已開始嘗試投予。疫苗的作法是把幾種對應新生抗原的ＲＮＡ，封入一種名為微脂粒，利用磷脂雙分子膜所形成的囊泡，當作疫苗投予[※4、5]。

這個方法的優點是藉由混合好幾種候選ＲＮＡ一起使用，可以知道哪一種會引發強烈的免疫反應，進而及早判斷哪一種新生抗原具備較強的免疫能力。不過，將ＲＮＡ轉譯成蛋白質的效率有好有壞，可能會影響誘發免疫反應的效果。如果能改善這一點，ＲＮＡ疫苗極有潛力會成為劃時代的治療方法。

7-2 治療高血壓和阿茲海默症的疫苗

大多數的癌症疫苗，都是把焦點放在大量表現在癌細胞，在正常細胞卻表達很少的抗原分子（新生抗原），期望以此來誘發免疫反應。這是為了因應免疫系統的特性，也就是「對自己以外的對象＝非己會產生強烈的免疫反應，但是對自己的抗原幾乎毫無反應」。但是最近發現即使是自己的分子，只要添加免疫佐劑一起刺激免疫系統，也能夠產生抗體，因此出現了「如果自己的分子是造成疾病的原因，那就針對它製作疫苗」的構想。

舉例來說，隨著年齡增長出現的本態性高血壓（也就是一般認知的高血壓），原因是血管收縮素II增加，造成血管收縮，連帶使血壓上升。不過，如果以藥物阻斷血管收縮素與受體的結合，就能夠產生降血壓的效果。簡單來說，血管收縮素II是高血壓的治療標的之一。因此，大阪大學中神啟德教授的研究團隊對自發性高血壓的大鼠投予可刺激抗體產生、抑制血管收縮素II的DNA疫苗，結果大鼠的體內如預期般產生了抑制血管收縮素II的抗體，使血壓下降的效果也獲得證實[※6]。另一方面，瑞士也針對抑制血管收縮素II的DNA疫苗的效果進行臨床試驗，雖然預備試驗的結果被認為有效[※7]，但是在第二階段試驗中似乎沒有看到顯著的效果[※8]。基於同樣的思維，也有人針對累積於阿茲海默症患者腦部的β類澱粉蛋白和Tau蛋白質開發了疫苗。β類澱粉蛋白疫苗雖然能夠減少腦部的老人斑，也就是β類澱粉蛋白的沉積，但腦神經疾病的改善效果似乎因人而異，有可能出現很大的落差[※9、10]。至於Tau蛋白質疫苗，據說透過研究發現在小鼠阿茲海默症模型中，疫苗確實對腦神經疾病的改善發揮了效果[※11]，但是用於人體的效果尚未獲得證實。總而言之，透過疫苗減少β類澱粉蛋白和Tau蛋白質的沉積，是否有助於改善阿茲海默症，至今尚無定論。

7-3 花粉症疫苗

花粉症就是對花粉過敏的反應，好發於杉樹、扁柏、豬草等植物的花粉隨風飄散的季節。據說有四分之一的日本人都是花粉症患者，花粉症患者的體內會大量製造對花粉作用的IgE抗體，結合在先天免疫細胞之一的肥大細胞的表面。肥大細胞表面的IgE一旦與花粉或其分解物結合，就會使肥大細胞受到刺激，從內部釋出組織胺刺激周圍的組織，如果受刺激的部位在鼻黏膜，就會出現打噴嚏、流鼻水的症狀；如果是眼睛的黏膜，就會引起結膜充血、流眼淚等。

因杉樹的花粉所引起的花粉症，元凶是杉樹花粉中的Cry j1、Cry j2，這兩種蛋白質是一種強力過敏原（引起過敏的抗原）。有某間美國的創投公司針對Cry j1、Cry j2開發了疫苗，嘗試藉由投予疫苗，讓身體優先產生IgE以外的抗體，以抑制IgE產生。美國已完成第一期臨床試驗[※12]，日本也開始進行第一期臨床試驗了。

7-4 無痛（不需挨針）疫苗

接種疫苗時可能會產生因注射造成的疼痛問題。事實上，有心想接種疫苗，但是怕痛的人不在少數，對這群人而言，注射時產生的疼痛，就是他們選擇不打疫苗的重要原因之一[※13、14]。注射針頭的粗細以Gauge（G）表示，通常皮下注射的針頭是二十五至二十四G（外徑是零點五一至零點五六公釐）、肌肉注射是二十三至二十二G（外徑是零點六四至零點七二公釐）。不過，最近也製作出外徑低於零點二公釐的超細針頭，可以大幅降低注射的疼痛。我們的皮膚表面以每一平方公分有一百至兩百個高密度分布的痛點，當針頭接觸到這些地方，就會產生疼痛。注射針頭如果變細，觸碰到痛點的機率就會降低，疼痛也會減輕。

注射還可能會發生「針扎意外」。有時候醫療從業人員完成注射之後，打算將針頭回套時，不小心把沾附患者血液的針頭扎到自己的手或手指。遺憾的是，針扎意外在醫療現場並不罕見，日本在某個時期，一整年發生的針扎意外據估有幾十萬件[※15]。我剛當上住院醫師的時候，也被針扎到好幾次（注意力隨著勤務時間的拉長而下降，容易發生針扎意外）。

不過，最近醫院鼓勵針頭不回套，我想針扎意外的發生應該已經減少許多。無論如何，針扎意外的可怕之處在於，有可能因此感染HIV和肝炎病毒等。基於只要沒有針頭就絕對不會有針扎意外發生的理由，美國已經有部分醫療院所嘗試導入「無針頭注射器」。這種注射器是透過高壓與高速噴射，把藥液輸送到肌肉內，有一部分的流感接種也採用這種注射器。有關無針頭注射器的臨床試驗論文也提到，其免疫效果和傳統的針筒注射器相同，而且接種時產生的疼痛感比針筒注射輕微。不過，注射後產生的腫脹和疼痛等局部反應，可能比傳統注射嚴重一些[※16]。不過，最近的醫療技術日新月異，我相信在不久的將來，可望開發出效果更好的無針頭注射器。

7-5 對每個人都有效，又沒有副作用的疫苗

疫苗的原理是利用身體的免疫反應，尤其是免疫記憶的現象。為了利用疫苗在體內留下免疫記憶，活化T細胞是必要條件。如同我在第5－4已經說明，疫苗成分（抗原）必須與樹突細胞上的MHC分子結合，再呈現在樹突細胞上（即抗原呈現）。這個MHC・抗原複合體被T細胞辨識後，T細胞才會開始活化。問題在於，有「個體標記」之稱的MHC種類非常繁多，所以不是每一種疫苗的成分都能順利與MHC結合。屬於這類MHC的人，也就是所謂的無反應者，屬於先天無法與特定的抗原結合。以B型肝炎疫苗而言，大約有百分之幾的人屬於無反應者。因此就理論上而言，除非一支疫苗裡混入好幾種抗原，否則不可能在每位接種者身上都出現同樣的效果。

疫苗的副反應也是如此。我在第4章的4－2已經說明疫苗有可能會引發全身性嚴重過敏反應，但是全身性嚴重過敏反應的發生，其實也和T細胞有關。簡單來說，全身性嚴重過敏反應也和透過MHC的抗原呈現有關，但只要想到MHC是如此多樣，不難理解有一定比例的人對特定的抗原會產生全身性嚴重過敏反應。因此，疫苗在上市之前，一定會進行大規模的臨床試驗，以確保其安全性，而且累積到第三期臨床試驗的受

試者人數，至少都是幾千人等級。

但是，即使在幾千名的受試者中沒有出現嚴重的副反應，如果擴大到更大的群體，就算極為罕見，但有時還是會出現嚴重到危及生命的副反應。據說頻率是每一百萬次接種有一至十起[※17]。換言之，接種疫苗必須承受一定的風險，並不是毫無危險性。以現狀而言，要製作完全沒有副反應的疫苗，幾乎是不可能的任務。

話說回來，仔細評估疫苗的利弊之後，如同至現在為止的說明，「利多於弊」這句話幾乎適用於所有的疫苗。與其抱著一竿子打翻一條船的心態，只要談到疫苗就說「疫苗有副作用很可怕」，我想透過所有相關者的努力，包括免疫學、傳染病學、微生物學等各領域的專家們，大家齊心努力，共同為如何減少疫苗的副作用（副反應）而集思廣益，毋寧更為重要。

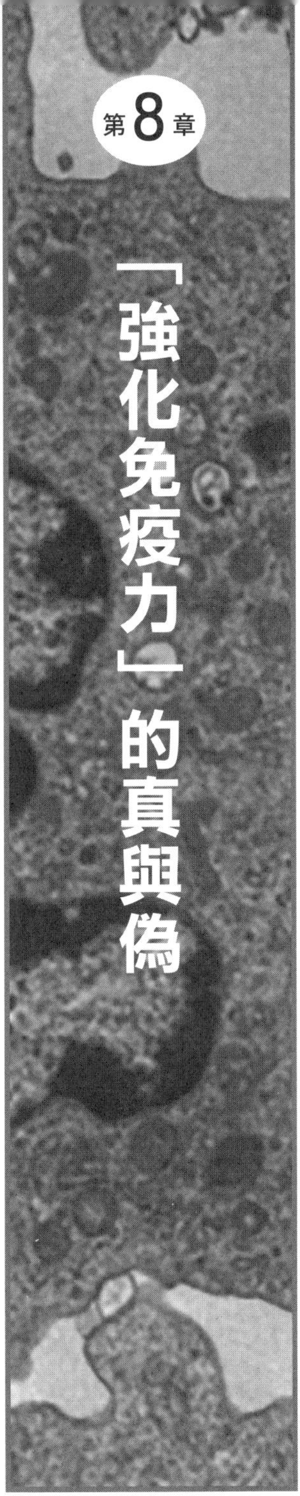

第8章 「強化免疫力」的真與偽

8-1 追根究柢起來，「免疫力」到底是什麼？

不論在電視播放的健康節目或是報章雜誌的廣告欄，幾乎每天都可以看到各種標榜著「可以提升免疫力」的食品和保健食品，像是「只要每天一瓶，就能恢復活力」「感冒次數減少了」等。但是，這些商品體驗談的對象幾乎都是原本看似身強體健的名人，而且不脫個人體驗的範疇。每個人的免疫系統（身體的抵抗力）情況都不一樣，絕對不可能相提並論。所以，適用於少數人的經驗，不一定也能適用於人數超出許多的群體。另外，我們也不可忘記一點，不論哪一種實驗和調查，最後得到的結果會有一定的誤差，先入為主的想法對實驗結果也會發揮很大的影響力。因此，為了以科學方法判定特定物質的效果，必須符合以下幾項條件。

首先是二重盲檢。為了判斷特定的物質是否具備明顯的效果，必須摒除因研究實施者、受試者的成見造成的影響。為了達到這一點，不論是實施者還是受試者，都必須對投予的物質一無所知。但是，在電視播出的健康節目或其他健康食品的廣告，幾乎都不是在這樣的前提下介紹或宣傳產品。

談到這裡，和各位分享一件趣事。我父親以前是一位開業醫生，他有次告訴我，只要祖母說她晚上睡不著，他就會在包藥紙裡包了一些白色藥粉拿給她。每次祖母隔天早上都會告訴他「我昨天晚上睡得很好」。但是，父親告訴我，他拿給祖母的只是乳糖，照理說一點助眠的效果都沒有。但父親笑著告訴我「發揮效果的是安慰劑啦」。所謂的安慰劑，就是外觀上做得和藥物一模一樣的偽藥；另外，所謂的「安慰劑效應」，就是從原本不具藥效的物質得到的效果。據說不論是哪一種安慰劑，大約能夠在三成的人身上發揮效果[※1]。簡單來說，就是大約每三個人中會有一個人，因為相信有效而吃下毫無藥效的物質，結果得到效果。如果說得諷刺一點，用「信者得救」這句話來形容應該挺貼切的吧！

因此，我只能奉勸各位，不要對健康節目的資訊照單全收，要注意他們的解釋方式。另外，為了正確判斷某種特定物質的效果，也不可忽略幾項條件。包括有無劑量依賴性的問題（效果是否會因投予量改變而出現變化）、時間依賴性（不是在一個時間點進行判斷，而是確認投予後的時間與效果發揮的期間是否具備正相關）等。然而，坊間的健康食品廣告或電視節目，提到的幾乎只有單一用量和單一時間點，例如「只要連續服用一週就會看到效果！」。不論購買健康食品或嘗試民間療法，可能都需要支出大筆的金額，但身為免疫學者的我，實在不覺得物有所值。

8-2 「免疫力」是否能夠測定？

接下來想和各位談談究竟什麼是免疫力，以及能否透過科學的方法測量。如第3章所述，我們的免疫系統由許多種類的細胞組成，具備多樣的機能，包括將病毒和細菌逐出體內、防止寄生蟲感染、預防癌細胞形成等。每一類的細胞基本上都有專責機能，而且細胞間彼此會相輔相成以完成特定機能。換個角度來說，免疫系統就像一台由許多零件組成的機密機器，具備多種功能。以機器而言，只調查個別的零件，無法掌握整台機器的機能。這個道理也適用於我們的免疫系統，若只看個別細胞的功能，也無法判斷整個系統的好壞。當然，我們可以鎖定血液中的白血球，尤其是Ｔ細胞和ＮＫ細胞，檢驗兩者的數量和功能，但充其量只能當作參考，並不能掌握免疫系統的全貌。

此外，抽血檢測免疫細胞會遇到一個問題。因為並不是所有的免疫細胞隨時都在血液中循環，例如淋巴球就是最好的例子。血液中的淋巴球，在全身所有的淋巴球中只占百分之二[※2]，換言之，絕大多數的淋巴球，都存在於血液以外的地方。而且，出現在血液中的免疫細胞，不論種類和數量都會受到壓力、抽菸、運動等各種條件影響而改變。

舉例來說，同一個人的Ｔ細胞，早上和晚上的數量約有兩倍的差異（早上較少，晚上較多[※3]）。換句話說，即使是同一個人，Ｔ細胞的數量會因時段而產生變化，更何況血液中的細胞僅占了全身細胞的些微部分。如此一來，看到號稱吃了特定食品或保健食品，就能讓血液中的Ｔ細胞和ＮＫ細胞的數量稍有增加的宣傳話術，到底該如何解讀就相當耐人尋味了。

另外，免疫系統的多樣性也是難以掌握的變數。如第5章所述，每個人的ＭＨＣ（人的也稱為ＨＬＡ）都不一樣，所以針對特定病原體的反應性會出現很大的落差。簡單來說，ＭＨＣ與抗原結合的強弱因抗原的種類而異，與某些抗原能夠強烈結合，但遇到某些抗原時，結合力卻很薄弱，對特定疫苗的無反應者即屬於此例。

我在第7章以B型肝炎疫苗的無反應者為例；一般而言，若舉行大規模的集體接種，通常會有百分之幾的人屬於無反應者，也就是無法藉由疫苗的刺激產生抗體。最常見的原因是其中多數人的MHC無法與B型肝炎疫苗使用的特定病原體成分（抗原）順利結合，讓T細胞得到活化[※4]。不過，如果這類無反應者改成接種其他廠牌的疫苗，有時就會出現正常的免疫反應[※5]。換言之，如果疫苗的抗原來自B型肝炎病毒的其他部分，就不會是無反應了。另外，有些人對肝炎疫苗的反應性不佳，但是對破傷風等種類完全不同的疫苗，大多會出現正常的反應[※5]，這也反映出即使是同一個人，免疫反應的程度因病原體（或疫苗）的種類而異。有鑑於此，單憑一次的檢查，就要測定身體對各種抗原的整體免疫力，從我身為免疫學者的立場來看，無疑相當困難。

至於現在為什麼還是得靠驗血以掌握免疫能力，原因在於目前沒有比血液更容易採取免疫細胞的材料。還有另一個原因是，血液中的T細胞和NK細胞的數量一測就知道，是很方便的判斷指標。而且利用這個方法，也能夠正確判斷重要零件的數量有無短缺情形。但是，如果想進一步了解機能是否正常運作，就得取出細胞，進行更精密的檢查。但是即使想這麼做，也只能針對數量有限的抗原進行檢測，而且結果也未必會反映出整個免疫系統的反應性。

容我再次強調，目前為了調查免疫力所進行的檢查，不脫「只能檢查零件功能」的範疇，因此，難免有「見樹不見林」的問題。我相信在不久的將來，隨著科技的進步，一定能開發出新的方法，讓我們不必抽血也能掌握免疫細胞在體內分布的情況，以及針對特定器官，掌握免疫細胞出現的頻率與能力。但就現狀而言，這還是目前尚未達成的展望。

8-3 「免疫力」有辦法增強嗎？

我相信各位已經理解要測定整個免疫系統的能力，就現況而言有其困難之處。或許因為這個關係，才讓坊間各種標榜著能夠強化「免疫力」的健康食品和民間療法有機可趁吧。撇開這點不談，目前是否存在著具備科學根據，且能強化免疫力的方法呢？針對這個問題，我可以很明確地回答，答案是「Ｙｅｓ」。

身為免疫學者的我，最有信心向各位介紹的免疫力增強法，就是本書一再提到的「疫苗接種」。在現存的醫藥品中，這是最確實可提升免疫力的方法。

就連在疫苗中以效果差聞名的流感疫苗，都有百分之三十至六十的有效率。麻疹疫苗的有效率遠超過百分之九十，只要接種兩劑，幾乎所有的人都能夠免於感染麻疹。麻疹的傳染性相當高，但只要打兩針，幾乎就不必擔心會感染麻疹病毒了。當然，接種疫苗伴隨著一定的風險，可能會產生副反應，但是發生的頻率相當低，不會超過被容許的範圍。

過度強調疫苗的有害性，強烈主張「不要再打疫苗了」「疫苗的副作用太可怕了」的人不在少數，但這樣的說法不但毫無科學根據，就免疫學的觀點而言，基本上有大半的認知都是基於不正確的知識。如果有人對此信以為真，因而對接種疫苗感到卻步，那就太遺憾了。

不過，疫苗接種雖然是值得信賴、效果顯著的免疫力增強法，但是增強的免疫力只有針對所使用的疫苗（抗原）。雖然已經有人以增強整體的免疫力為目標，投入藥品的開發，而且有部分的研究可望帶來好結果，但就現狀而言，目前還沒有找到不會產生副作用的免疫增強劑。

看到這裡，或許有讀者會覺得很失望，不過，也有不必仰賴藥劑，一樣能提高免疫力的方法。說得具體一點，就是針對循環系統和淋巴系統，讓細胞的往來變得更加通暢。簡單來說，只要改善血液循環和淋巴循環，就能達到增強免疫力的效果。這裡所說的免疫力，指的是身體的整體防禦力，不是個別零件的機能好壞。

只要想想免疫系統的特徵，我想各位就能理解這個道理。相較於肝臟、腎臟、胰臟等組織，都是所有重要的細胞存在於一個器官之中，免疫系統則剛好相反。免疫系統分為由免疫細胞製造的初級淋巴組織（骨髓、胸腺），以及免疫細胞實際產生機能的次級淋巴組織（脾臟、淋巴結、培氏斑塊等），兩者在地理上相隔一段距離。這些組織之間靠著血管和淋巴管所組成的脈管系統相連，而免疫細胞便把脈管系統當作通道，往來於各種淋巴組織（免疫組織），藉此維持免疫系統的機能。

有人經常把血管和淋巴系統分別比喻成「提供必要之物的上水道」和「回收廢物的下水道」。不過對免疫細胞而言，其實沒有上水道和下水道之別，兩者都是重要的通道。如果交通變得不通暢，就無法把免疫反應時需要的細胞運送到必要的場所，會造成免疫系統的機能下降。

接著從淋巴球的反應性看看通道的重要性。我在第5章有關抗原受體的解說中已經提到，淋巴球辨識抗原的「抗原受體」具備高度的多樣性，其種類多到足以和存在於外界的抗原數量匹敵（∧五十萬至一百萬種）。換句話說，體內淋巴球的數量相當於十的十一至十二次方，所以擁有特定抗原受體的淋巴球（能夠對特定抗原產生反應的淋巴球）的出現率，大約是每十的五次方有一個，也就是每十萬個中有一個，機率極低。

但是，多數的淋巴球透過血管和淋巴系統，快速地循環於體內。根據實驗調查，一個淋巴球停留在血液中的平均時間是三十分鐘，之後會迅速脫離血液循環的行列，進入組織，再經由淋巴管回到血液※6（最主要的淋巴管——胸管與左鎖骨下腔靜脈相連，所以從淋巴管進入胸管的免疫細胞會直接流入血液）。換句話說，雖然能夠對特定抗原產生反應的淋巴球比例相當低，但是拜淋巴球快速循環於血管和淋巴系統之間，經常出入產生免疫反應的淋巴節和脾臟所賜，當病原體（抗原）入侵體內時，身體得以立刻做出反應，這也是為什麼會說「淋巴球是免疫系統的警衛」了。

另外，製作免疫組織的淋巴球由骨髓和胸腺補充，樹突細胞則由骨髓負責補充。在生產工廠把細胞補充到免疫反應現場（次級淋巴組織）的過程中，保持血液循環的通暢也很重要。除此之外，免疫組織也會淘汰多餘的細胞，而負責排除與回收老舊細胞的是淋巴系統，因此，保持淋巴系統的暢通也很重要。

基於上述幾點，相信各位已經了解，讓細胞的往來在血液循環與淋巴之間保持暢通無阻，為何會有增強免疫力的效果了。

那麼，有人或許會產生這樣的聯想：「只要改善血液循環與淋巴循環，就能提升免疫力。」答案是有條件的「Yes」。後面我會談到壓力可能會對免疫細胞造成負面影響的問題；總之，我所指的條件，就是在盡可能沒有壓力的情況下促進血液循環與淋巴循環。

比方說走路好了。跑步和慢跑對某些人是過於沉重的負擔，可能會造成身體和心理上的壓力，但走路就不同了，只要調整時間和速度，就可以在沒有太多壓力的情況下，改善血液和淋巴在體內的循環。除了走路，也可以改成做拉筋運動、瑜伽、按摩，甚至是乾布摩擦也有同樣的效果（現在已經很少聽到有關乾布摩擦的話題，但我的祖父以前每天早上都會用乾布摩擦身體。不過罹患異位性皮膚炎的人不能做，因為做了皮膚會發癢）。

我以前在念研究所的時候，曾經把管子插進動物的淋巴管以測量淋巴循環的情況。遇到測不到流量的時候，最有效的方法是慢慢活動肌肉，讓動物的體溫稍微上升。從這件事讓我知道，泡溫水澡，還有稍微活動筋骨，對改善血液和淋巴循環都有幫助。另外，當我讓免疫細胞在試管內製造細胞激素的時候也學到，把溫度調得比三十七度C高一點，有許多種類的細胞激素製造量都會增加。

總而言之，藉由慢活等儘量減少壓力的生活型態，保持緩慢地吸吐氣，並且放慢速度進行肌肉運動，或者以循序漸進的方式讓體溫升高，就能提升免疫系統的機能，促進身體健康。

飲食也一樣慢慢來。慢慢吃，飯後稍作休息，再慢慢收拾。或者慢慢散個步也很好。因為覺得累或肚子餓就暴飲暴食，接著倒頭大睡是最不可取的作息模式。食物進入小腸內，會被分解成營養素，葡萄糖（醣類）和胺基酸（來自蛋白質）會被位於小腸上皮細胞表面的絨毛內微血管吸收，再進入血管，隨著血液流動。至於脂肪則會進入小腸絨毛內被稱為乳糜管的淋巴管，再進入胸管，最後流入血液之中。

換言之，不論是葡萄糖、胺基酸、脂肪，最後都會被送到血管內。這時，血液循環和淋巴循環若能保持暢通，養分就能透過血液，迅速被送到必要之處（例如肝臟、胰臟、肌肉等），進行必要的新陳代謝。即使沒有刻意攝取健康食品，只要保持均衡的飲食，就能讓身體補充所需的醣類、胺基酸、脂肪和維生素等。

相反地，血液循環和淋巴循環若變得不良，營養的吸收和組織的代謝都會變差。代謝變差，會導致多餘的醣分、脂肪與老舊廢物囤積於組織內。最後引發慢性發炎，造成組織老化。日本有句俗諺是「吃飽馬上睡會變成牛（意思是變胖）」，到了今天應該改成「吃飽馬上睡會老得快」。

我在前面已經說過，目前幾乎找不到能夠提高免疫力的食品和健康食品。也正如拙作《免疫與疾病的科學》所提到的，據說含有乳酸菌的優格等飲品，能夠藉由調整腸內菌叢，以間接的方式，對提升免疫力發揮一定程度的效果。但是還不到電視節目最常強調的「具備把活菌送到腸道的效果」的程度。東京大學名譽教授光岡知足向小鼠投予優格後，觀察到其體內的好菌增加了。但是根據他的實驗，不論投予的是死菌還是活菌，得到的效果都相同，由此證明並非活菌棲息在腸道，才能發揮調整腸內菌叢的效果[※7]。為何不論是死菌還是活菌都有一樣的效果呢？有一個可能是腸道的先天免疫系統能偵測到菌體成分，除了使免疫系統受到良性刺激，也有助於在腸內形成易於讓好菌繁殖的環境，因此附帶性地使身體的免疫力得到提升。

簡單來說，我對坊間號稱能夠提升免疫力的食品和保健食品心存質疑。即使是取得國家認證的「特定保健用食品」和「保健機能食品」所提出的科學根據都過於薄弱，有許多待商榷之處，更別說所謂的健康食品了。我個人認為這些產品的效果充其量和安慰劑差不多，有關這點，我在拙作《免疫與疾病的科學》有詳細的說明，有興趣的讀者不妨參考看看。

8-4 壓力與「免疫力」之間存在著不可思議的關係

前面已經說明，改善血液循環和淋巴循環，是提升免疫力的方法。但有一項必須避免的前提條件是過度的壓力，過度的壓力會使免疫力全面下降。以下就生理學的觀點，為各位說明壓力與免疫的關係。

一旦有壓力產生，身體就會做出反應以適應壓力的存在。初期階段的反應包括血壓和體溫上升、肌肉緊張等，這是因為交感神經末梢分泌的正腎上腺素、腎上腺髓質，釋出腎上腺素等神經傳導物質，透過神經作用於心臟與肌肉所致。壓力是一種為了避免身體因外傷和精神上的壓迫等受到傷害的防禦機制，因此刻意製造出讓人不舒服的狀態，以此向身體提出警告，具備為了平復身體的鎮靜效用。

但是，人若長期處於壓力之下，不但會引發胃潰瘍、十二指腸潰瘍，甚至會導致免疫組織萎縮。演變至此，已經是因慢性壓力導致疾病的狀態了。加拿大麥基爾大學的生理學家漢斯．謝耶（一九〇七至一九八二年）透過實驗發現，小鼠的腎上腺被切除後，就不再出現上述的病狀。

之後，他透過進一步的研究，發現壓力會透過腦垂體刺激腎上腺，促使腎上腺皮脂分泌出大量的皮質醇（壓力荷爾蒙）。而皮質醇會引起各種壓力產生時的症狀，皮質醇會強力抑制免疫細胞的功能，因此，後來有很多人利用此機制開發出含有皮質醇與其誘導體的各種類固醇藥物（藥品名稱有普賴鬆、甲基普立朗錠、地塞松）等，當作免疫抑制劑和消炎藥，目前也廣泛用於治療異位性皮膚炎、氣喘等。我想，提到類固醇，各位應該都不陌生。

類固醇屬於脂溶性，所以可以快速通過細胞膜進入細胞，與存在於細胞質的糖皮質激素受體（ＧＲ）結合。與類固醇結合的ＧＲ會轉移到細胞核，抑制促發炎細胞激素基因的功能，藉此讓類固醇發揮抗發炎和抑制免疫的效果。類固醇對先天免疫和後天免疫都能發揮抑制的效果，問題是ＧＲ存在於所有的細胞，所以除了免疫系統，類固醇也會作用於許多部位，這就是為何使用類固醇會造成各種副作用了（長出青春痘、血糖上升、月亮臉等）。

但是，類固醇最強的作用是抑制免疫。換個角度來看，當身體承受壓力時，會分泌效力如此強大的荷爾蒙，以抑制免疫反應。相信各位也不難理解，為什麼壓力會造成抵抗力下降了。

透過上述內容，我想各位已經充分了解壓力對健康的負面影響。不過，不曉得各位是否知道，有研究報告指出，太過在意壓力的存在反而會造成反效果呢！

這份研究報告來自美國威斯康辛大學的研究團隊[※8]。他們以美國國家衛生統計中心大約一億八千萬人為對象所進行的調查結果為基準，比較回答「處於高壓之下，會影響健康」的人，與回答「即使處於高壓狀態對健康也沒有明顯影響」的人之後的死亡率。結果顯示，前者的死亡率超出後者達百分之四十。另一方面，單純「覺得自己壓力很大」的人，或是純粹覺得「壓力有害健康」的人，死亡風險並沒有上升的傾向。這點暗示了「壓力的多寡」和「覺得壓力有害健康」可能會產生負面的相乘效果，換言之，認為壓力有害健康的想法過於強烈的人，和沒有抱著這種想法的人相比，可能有較高的死亡風險，也就是短命。

順帶一提，前述提到的研究壓力的先驅漢斯．謝耶，據說本人就是不折不扣的工作狂，一天只睡四至五個小時，其他時間幾乎都耗在研究室，一生完成的研究報告超過一千五百件。不過他最後在一九八〇年初以七十五歲之齡過世[※9]，七十五歲應該已經超過當時男性的平均壽命了。所以，雖然他的工作超時又超量，但還是稱得上是享盡天年了。總而言之，我們不要陷入「壓力有害健康」的刻板印象，或許有時候也需要大言不慚地告訴自己「壓力是我的好朋友」。

初期的壓力會刺激交感神經，最近，大阪大學鈴木一博教授的研究團隊正進行一項與此相關的有趣研究。本章一開始提到，即使是同一天，淋巴球的數目也會因時段出現變化。鈴木教授的研究團隊，證實了淋巴球的數目在一天之內出現變動，原因是在交感神經的刺激下，受到從神經末梢釋放的正腎上腺素所影響※10、11。

一般而言，淋巴球在骨髓和胸腺產生後會被釋放到血液，透過血液淋巴循環於全身，扮演著「身體的警衛」的角色。這時，淋巴球會從包含淋巴結在內的淋巴組織離開，來到血管之外，如果發現異物，當場就立刻產生免疫反應。如果沒有遇到異物，也不會一直停留，還是會經由淋巴管再次回到血液，這種現象會一再循環。鈴木教授的研究團隊以小鼠為對象，讓從神經末梢釋放的正腎上腺素對淋巴細胞膜上的β2腎上腺素受體產生作用，結果發現淋巴球因而暫時停留在淋巴結，造成血液中的淋巴球數目一時減少了。

另一方面，只要來自交感神經的刺激減少，淋巴球就不會繼續停留在淋巴結，而是會再度經由淋巴管回到血液，所以血液中的淋巴球數目也就跟著回升。這也意味著在交感神經的刺激下所分泌的正腎上腺素，會影響淋巴球在體內的所在位置，因此造成血液中的淋巴球數目在同一天會出現變動。

或許有人會以為，當淋巴球停留在淋巴結，造成血液中的淋巴球數目減少，表示免疫力也跟著下降，其實剛好相反。當淋巴球停留在淋巴結，意味著淋巴結中的淋巴球增加了。鈴木教授的研究團隊，基於免疫反應主要在淋巴結產生，推測只要淋巴結中的淋巴球增加，應該也會提升免疫反應的效率。於是他們試著在小鼠的交感神經處於亢奮時，向其投予抗原。結果正如他們的預測，和交感神經處於低落時相比，在亢奮狀態下能夠製造出更多的抗體。如同前述，初期的壓力會提高交感神經的活動，所以只要增加淋巴結的淋巴球數目，就等於提高免疫力。

事實上，鈴木教授的研究團隊在臨床試驗中，也得到與小鼠為實驗對象時相同的結果。英國伯明罕大學的研究團隊，為了進行有關免疫反應的研究，替兩百七十六名超過六十五歲的長者接種流感疫苗。他們將這些長者分為兩組，分別在上午和下午接種。接著在一個月後，調查這兩組受試者的體內抗體含量。結果發現在上午，也就是交感神經處於亢奮時接種的組別，和下午接種的組別相比，產生的抗體量明顯較多[※12]。換言之，當交感神經處於優勢，淋巴結的淋巴球數目增加時，免疫反應也會跟著增強。不過，這項調查的受試者全都是六十五歲以上的長者，所以結果可能不夠客觀。畢竟長者的生活型態大多是早睡早起，所以呈現出來的結果可能會有更大的落差。

綜合上述，結論是過度的壓力會使免疫組織萎縮，降低免疫反應。承受沉重的壓力時，不但會變得容易感冒，皮膚和口角也會長出皰疹、容易出現蛀牙，這些都是壓力造成免疫力下降所致。

相對地，老是擔心「壓力有害健康」也不是好事。因為，抱著「我現在壓力很大」的想法，如果又加上「壓力有害健康」的認知，可能會帶來負面的相乘效果，對健康造成更為負面的影響。其實，適度的壓力說不定能夠刺激免疫系統，帶來增強免疫反應的效果，因此奉勸各位樂觀以待，抱著「有一點壓力反而是好事」的想法，反而有益健康呢！

85 「免疫力」並不是愈高愈好

接下來還有最後一點。我希望各位讀者一定要建立正確的認知：「不是只要增強免疫力，身體就一定會變得健康。」預防傳染病和癌症固然少不了適當的免疫反應，但免疫反應如果變得太強，連某些無需反應的外來物質和自體成分也視為異物，發動攻擊，到頭來反而有損健康。我們的免疫系統，分為負責踩油門和踩煞車的兩大系統，兩者要保持平衡，才能維持免疫機能的正常運作，如果只會動不動就踩油門就麻煩了。

免疫系統也是我的上一本書《免疫與疾病的科學》所探討的主題，根據最新的免疫學研究，已經證實侵蝕我們現代人健康的各種生活習慣病，就是從急性發炎演變成慢性發炎所引起的疾病。與慢性發炎有關的疾病包括癌症、肥胖、糖尿病、高血脂症、心肌梗塞、腦梗塞、肝炎・肝硬化、異位性皮膚炎、氣喘、類風溼性關節炎、老化、失智症・阿茲海默症、憂鬱症、潰瘍性大腸炎、克隆氏症等。我想，閱讀本書的讀者當中，應該有不少人以為只要提高免疫力就能預防上述疾病，殊不知造成許多現代人飽受其苦的疾病，原因並非免疫力不足，而是免疫反應過強。

所謂的慢性發炎，原因是從理應為暫時性的急性發炎陷入長期化，而且因體內的免疫抑制機制出現破綻等因素所造成的一種有如骨牌效應的現象。棘手的是，慢性發炎不會明顯產生發炎時最初出現的發紅、腫脹、發熱和疼痛這四項症狀，所以病情大多是在患者不知不覺的情況下持續惡化。因為沒有明顯的自覺症狀，等到患者察覺，通常已經惡化至器官出現衰竭的程度，如果沒有及時治療，甚至有危及生命的可能。如果慢性發炎發生在神經系統等再生速度緩慢的組織，有可能導致不可逆的病理變化，阿茲海默症和多發性硬化症即屬於此類疾病。

上述的事實，其實從將近二十年開始才逐漸為一般大眾所知；美國的《時代》（TIME）雜誌，在二〇〇四年二月號封面以「慢性發炎是神祕殺手」為標題，並在文中指出其可怕之處。之後，慢性發炎開始被冠上神祕殺手或沉默殺手的封號。為了平息慢性發炎，方法不是提高免疫力，而是想辦法讓失控的免疫系統恢復平靜。

有關慢性發炎最新的研究成果與醫學研究，有興趣的讀者可參考前面提到的拙作，接下來為各位說明預防慢性發炎的方法。

說得極端一點，方法就是戒除不良的生活習慣，過著健康的生活。重點是凡事都適可而止，保持中庸之道。因為，「攝取過多的糖分和卡路里」「攝取過多的脂肪」「鹽分攝取過量」「飲酒過度」「超時工作」等，都是造成慢性發炎的元凶。

事實上，我們的身體備有好幾種複雜偵測危險訊號的接收器（先天免疫的異物感測器），除了偵測從外界入侵體內的異物，也偵測的到因不良的生活習慣等因素囤積於體內的「內部壓力」。所有的細胞都具備這項異物感測器，並非只有號稱發炎細胞的白血球所專屬。只要異物感測器啟動，促發炎細胞激素等各種體內警備物質就可能在身體任何之處的細胞內產生，就是所謂的發炎。

細胞和組織若因發炎受損，就會從細胞釋放出DAMP（Damage-associated molecular pattern：損傷相關的分子模式）。此物質會進一步刺激異物感測器，活化免疫反應，像骨牌效應般引起一連串的負面反應，逐漸擴及全身。這就是發炎的慢性化，與全身都受到波及的過程。

前述已提到慢性發炎的原因是「不良的生活習慣」，但即使自己心知肚明，長久以來的習慣也無法說改就改。但是不改變這些習慣，就等於姑息發炎的元凶，讓發炎演變成慢性發炎，而且肇始於慢性發炎的疾病也會開始在體內萌生。

免疫力並不是愈高愈好，最好維持在剛剛好的狀態。因此雖然是老生常談，但正如著有《養生訓》的貝原益軒所提倡的，凡事有所節制，過著儘量減少壓力的生活，就是最佳養生之道。

綜合上述，若要向身為免疫學者的我詢問如何提升免疫力，以下是我的回答。首先，請斟酌自己的年齡和生活環境等因素，選擇預防效果經科學實證的疫苗進行接種，另外也不要濫用抗生素等，以整頓腸道環境。當然，飲食要有節制，不要暴飲暴食，還有注意溫度的調節，不要讓自己處於過冷或過熱的環境。最後是養成每天適度運動的習慣。

看到這裡，或許有讀者忍不住嘟囔「真的都是些老生常談啊……」。但是，若想提升免疫力，與其服用健康食品或能夠增加腸內細菌的優格，我為各位介紹的是經過科學實證的免疫力增強法，不需要另外購買特殊的道具，也不會讓各位的荷包失血。最後奉勸各位與其相信坊間的健康食品和來路不明的民間療法，不如從科學的角度了解身體的運作方式，再選擇與之符合的生活方式。

後記

本書由免疫學者宮坂昌之負責撰寫，至於插圖部分，則是由育有兩子的生命機能學博士的定岡惠負責。另外還有兩位負責仔細檢查原稿的內容，一位是惠的先生定岡知彥，他是一位微生物學家；另一位是宮坂的妻子悅子，是一位非科學界的民間人士。順帶一提，定岡惠是宮坂的長女，換句話說，本書可說是由父親、母親、女兒、女婿通力合作下的產物。

身為作者的我，在執筆的過程中，不斷力求從免疫學者的立場，盡可能以淺顯易懂的方式，為讀者釐清各種有關疫苗與健康說法的真偽。我特別耗費更多心力執筆的部分是，除了強調疫苗是打擊傳染病的必要之物，也不忘提醒各位接種疫苗時必須承受的些許風險。所謂的風險，來自免疫系統本身的特殊複雜性，簡單來說是無法避免的。因此，我認為做好疫苗的風險控管非常重要。談到這點，以下我將引用的是為北海道地區醫療奉獻一己之力的村上智彥醫師（一九六一年至二〇一七年）曾說的一段話。

「所謂的風險控管，就是『把有風險當作前提來思考，想辦法把被害降低到最低限度』。風險不可能降低到零，如果一定要做到百分之百安全才算合格，那麼汽車和飛機也都該全面禁止了。由於目前還無法做到絕對安全的醫療，這樣來說，也該全面禁止醫療行為。抱持零風險的期待是無所謂，但如果因此對造成經濟上和社會上的負擔完全視而不見，就太不負責任了。」（村上智彥著《不要占醫療的便宜》，新潮新書，二〇一三）。

我自己也贊成村上醫師的意見。有關疫苗的風險問題，他的意見完全說出了我的心聲。我想，能夠不讓自己感情用事，保持就事論事的態度很重要。

最後，我想要藉著這個機會感謝負責企劃與編輯本書的高月順一先生，以及講談社學藝部Bluebacks編輯部的各位同仁，謝謝他們對我的多方關照。

宮坂昌之

二〇一九年十一月

【ㄈ】

【ㄉ】

【ㄊ】

【ㄋ】

【ㄌ】

【ㄍ】

【ㄎ】

索引

國家圖書館出版品預行編目（CIP）資料

疫苗與免疫的科學：到底要不要打疫苗？免疫療法有效嗎？免疫力愈強愈好嗎？／宮坂昌之著；藍嘉楹譯.
-- 初版. -- 臺中市：晨星出版有限公司，2022.11
面；　公分 . --（知的！；201）

譯自：免疫力を強くする : 最新科学が語るワクチンと免疫のしくみ

ISBN 978-626-320-251-1（平裝）

1.CST: 疫苗 2.CST: 免疫學

418.293　　111014433

知的！201

疫苗與免疫的科學

到底要不要打疫苗？免疫療法有效嗎？
免疫力愈強愈好嗎？

免疫力を強くする

填回函，送 Ecoupon

作者	宮坂昌之
內文設計	さくら工芸社
內文圖版	定岡 惠、さくら工芸社
譯者	藍嘉楹
編輯	吳雨書
封面設計	ivy_design
美術設計	黃偵瑜
創辦人	陳銘民
發行所	晨星出版有限公司 407台中市西屯區工業30路1號1樓 TEL:（04）23595820　FAX:（04）23550581 E-mail:service@morningstar.com.tw http://www.morningstar.com.tw 行政院新聞局局版台業字第2500號
法律顧問	陳思成律師
初版	西元2022年11月15日　初版1刷
讀者服務專線	TEL:（02）23672044 /（04）23595819#212
讀者傳真專線	FAX:（02）23635741 /（04）23595493
讀者專用信箱	service@morningstar.com.tw
網路書店	http://www.morningstar.com.tw
郵政劃撥	15060393（知己圖書股份有限公司）
印刷	上好印刷股份有限公司

定價420元

（缺頁或破損的書，請寄回更換）

ISBN 978-626-320-251-1
≪MEN'EKIRYOKU O TSUYOKUSURU SAISHIN KAGAKU GA KATARU WAKUCHIN TO MEN'EKI NO SHIKUMI≫